每个病人的背后，都有一个触动心灵的故事

王 平◎主编

照亮生命

——平行病历选辑

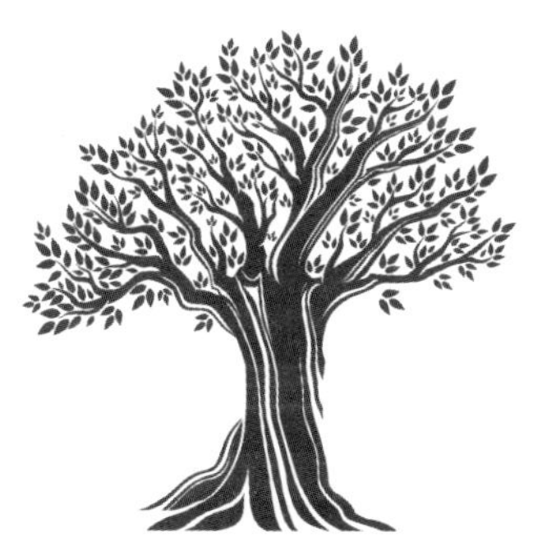

厦门大学出版社
XIAMEN UNIVERSITY PRESS
国家一级出版社
全国百佳图书出版单位

图书在版编目(CIP)数据

照亮生命：平行病历选辑 / 王平主编. —厦门：厦门大学出版社，2019.10

ISBN 978-7-5615-7516-1

Ⅰ.①照… Ⅱ.①王… Ⅲ.①病案-书写规则 ②病案-汇编 Ⅳ.①R197.323.1

中国版本图书CIP数据核字（2019）第141286号

出 版 人 郑文礼
责任编辑 林 鸣

出版发行 厦门大学出版社
社　　址 厦门市软件园二期望海路 39 号
邮政编码 361008
总 编 办 0592-2182177　0592-2181406(传真)
营销中心 0592-2184458　0592-2181365
网　　址 http://www.xmupress.com
邮　　箱 xmup@xmupress.com
印　　刷 湖南省众鑫印务有限公司

开本 880 mm×1230 mm　1/32
印张 10
字数 213 千字
版次 2019年10月第1版
印次 2019年10月第1次印刷
定价 58.00 元

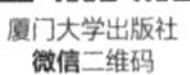
厦门大学出版社
微信二维码

厦门大学出版社
微博二维码

主编简介

王平，医学人文学者，苏州市吴中人民医院党委书记、肺结节诊疗中心主任，南京医科大学兼职教授、特约研究员，江苏省高等学校医药教育研究会医学人文素质教育专业委员会副理事长，中国生命关怀协会医院人文建设专业委员会常务委员，《中国医院院长》杂志理事，《临床肺科杂志》编委。2016年被原国家卫计委授予“全国改善医疗服务优秀管理者”称号。曾获中国人口文化优秀奖、苏州市精神文明建设“五个一工程”奖、苏州市科技创新双杯奖、苏州市科技进步三等奖、吴中区哲学社会科学优秀成果一等奖。出版《医之魂》《吴医之路》《流光曳影》《丛林记忆》等十余部医学人文图书。

序
多一些互相理解

任何人一生都不可能做到不生病。

人生了病后心情是复杂的。

我17岁那年，因为高考紧张，也可能因为老吃咸菜，常拉肚子，后来得了痔疮。放寒假时，我哥带我去了公社医院。记得是两个男医生给我做的手术。一个是苏州一院过来的，一个是“土医生”，做完了还给我看了割掉的东西，说可以回去了。临近傍晚时，我坐上了刚运营的长途汽车，下站后又走了三四里路回到了家。不记得是第二天还是第三天，发现大出血，我娘在旁边紧张死了，赶紧送我到公社医院。医生给我采取了止血措施，让我静躺一两天。我听到医生在跟我哥轻声说，已采取止血措施，但如果万一止不住就不好说了。我哥那会儿在公社工作，比较忙，让兄弟来陪我。挂水的时候，兄弟偶尔也会出去一会儿。那时候我其实心里是很着急的，因为那是我第一次住院，我好想他每时每刻都在我旁边。好在医生用的方法是对路的，很快就止住了出血。若干年后，我了解了一些医学知识，我想如果当时医生愿意很认真地关照我，动了手术不能马上走路，要静躺，可能就不是这样的结果。

又过了若干年，我有儿子了。有一次，他发烧了。记得是很冷的天，我和妻子送儿子到景德路儿童医院。在急诊室，医生看了说要挂水。护士在儿子额头上连扎了几针，没扎好，儿子哭得厉害。妻子急得差点掉眼泪。我在一旁安慰护士慢慢来慢慢来别着急。我那会儿就想，或许是小孩子血管本来就很细，或许护士是刚从学校毕业的，技术还不是很熟练，不会有哪个护士故意这样的。挂完水，寒风中我和妻子坐三轮车带儿子回家。妻子是通情达理的人，我这样平静地解释，她也就想通了。

就在今年年初，我的一位同事查出来早期胃癌。手术那天，我七点多就赶到了医院。他说你忙不用来的，但是当他换好衣服准备推进手术室时的那种表情和眼神却是十分复杂的，一个病人的心理，我完全能理解。我同时注意到，那会儿是七点三刻，而那个时候我们的护士、麻醉师、主刀医生都已经来了。不知不觉，我心中由衷地升起了对医护人员的敬佩之情。我知道，这对他们来说已经习以为常了。

这些年来，我们的一些患者对医生总是有些偏见，有些不信任。医生呢，做得很辛苦，也有一肚子的委屈。我在想，如果我们的患者能认真读一读这本书，知道我们的医护人员每天是怎么想的怎么做的，或许想法会大不一样。

曹后灵

2019 年 6 月于平堂

前　言
照亮生命之光

2001年，美国哥伦比亚大学医学和文学双料博士丽塔·卡蓉教授提出了叙事医学的概念，她将叙事医学定义为“有叙事能力的医护所实践的医学——精湛的医术之外，尚需自由地倾诉、专业地倾听”。

2011年，北京大学医学人文研究院副院长郭莉萍教授翻译了丽塔·卡蓉的叙事医学奠基之作《叙事医学：尊重疾病的故事》，叙事医学就此被引入国内。

丽塔·卡蓉教授在《叙事医学：尊重疾病的故事》一书中指出，医学是一种回应他人痛苦的努力，推行叙事医学对于临床医生、护士来说，有助于与患者建立关联，在患者痛苦的时候接近他们，成为陪伴他们走过疾病旅程可以信赖的伙伴，从而更好地为患者服务。

平行病历是将叙事医学引入临床的一种有效方法，由丽塔·卡蓉教授提出，要求医护人员为同一位患者准备两份病历，一份是临床标准病历；另一份是平行病历，由医生或护士通过医患共情而进入病人的内心世界，经过深刻反思来书写病患的疾病故事、痛苦体验以及自己的人文观察与反应，以此打捞现代医学失去的温度，纠正医学发展偏离的价值。

事实证明，医疗技术发展到一定的程度，如果没有人文关怀，医学就会失去其温度，医患关系就会充满矛盾，甚至走向对立。平行病历是饱含个性体验与灵性反思的病历，富含人文情怀，它开辟了双轨临床书写范式，对于协调科学与人道、技术与人文的关系，强化以病人为中心的理念，让医学回归初心，和谐医患关系，都有着极其重要的意义。它可以让医学回归初心，用人文关怀的那一束光，照亮患者的生命。

苏州市吴中人民医院历来注重人文，在加强学科建设的同时倡导医学回归人文，将人文关怀融入医疗实践的每一个环节之中，使广大患者在吴医这座白色圣殿里能够真切地感受到医学的暖人温度。叙事医学被引入国内后，我们较早注意到了这一新的医学概念，在充分探索并了解其重大现实意义后，于2017年正式在全院推行，就此开始了相应的探索和实践。

叙述医学落地我院后，广大医护人员甚至行政管理人员都自发地投身于平行病历的书写之中，短短一年多时间就积累了六百多篇真情流露的好作品。这些平行病历，每一篇我都仔细阅读，在阅读的过程中，无不被一个个触动心灵的疾病故事所震撼，被我院医护人员的无私大爱所感动，眼眶湿润了一次又一次。

在将一篇篇平行病历上传到我院外网上的时候，我产生了一个念头，就是将这些平行病历中的精品结成集子出版，不但给我们医护人员看，还要给患者及其家属看，更要给社会大众看，让大家通过阅读这些出自医护人员笔端的文字，对当今医护人员和医患关系有一个正确的认识，从而向社会传递出温暖的信息，使医患之间变得更加信任，最后结成同心，真正实现医患携手走向和谐的目的。

本书精心挑选了吴医人书写的八十三篇平行病历，这些文章源自临床医疗实践，真实而感人。阅读这些人文佳作，吴医人心系患者、敬畏生命、守护健康、守护爱、守护人类的精神与文化的博大情怀，不仅令人感动，更震撼人心，医学的真、善、美，吴医人的善良与爱心，在这里一览无遗。

吴中人民医院在推行叙事医学、书写平行病历、创建人文医院的过程中，得到了南京医科大学王锦帆教授、姜柏生教授和刘虹教授的大力支持与无私帮助，谨此致以诚挚的谢意！

最令人感动的是，苏州市人民政府曹后灵副市长不但在百忙之中抽出时间，仔细阅读了这本书稿中的每一篇文章，还以病人、家属、患者朋友的身份用心写下了《多一些互相理解》一文作为本书之序。这是一篇极为难得的疾病叙事佳作，从患方的角度看医方，有期待，有理解，有敬佩，充满了人情味，为我们绘就了一幅医患和谐的美好图景。

曹市长对我们践行叙事医学、创建人文医院的肯定，是对我们工作的最大支持和鼓励，在此谨向曹市长表示衷心的感谢！我们必将更加努力，用心把工作做得更好，让广大患者在吴医这座白色圣殿里真正感受到医学的暖人温度！

王平

2019年6月于苏州市吴中人民医院

目　录

在深夜，我握着你儿的手伴他入睡

周四下午，是例行解答病情和家长探视的时间。菜菜的父母也来了，还带着大女儿。他们并没有很急地挤到前面来，而是很有耐心地在后面等着。他们安静地站在大厅靠窗的角落，母亲穿着一件略显松弛的连衣裙，洗得有些褪色和起球，背略弯，微微低着头。父亲个子不高，皮肤因为日晒而呈现出一种健康的小麦色，正低声嘱咐着妻子什么。大女儿四五岁的样子，扎着马尾，好奇地观察着四周，时而在父母身边跳跃转圈，黑亮的眸子透着活泼和澄澈。

我终于接待完前面的所有家属，大厅恢复了片刻宁静。等候多时的一家人围了过来，我简单向他们介绍了菜菜最新的情况，母亲貌似并没有非常理解，但是听说孩子有好转，看起来宽慰了许多。姐姐牵着母亲的手，仿佛也在期待早日见到弟弟。菜菜还在 NICU 监护中，并不能被推到门口与全家人见面，父亲熟练地穿上隔离衣，戴好帽子、口罩，穿上鞋套，跟我来到了病房。

菜菜安睡在远红外辐射台上，头罩吸氧中，他正在吃奶，呼吸平稳，面色红润，监护仪上显示氧饱和度和心率都在正常范围。

“管子拔掉了！”父亲欣喜地说。

“是的，三天气管插管机械通气，两天经鼻正压通气，他越来越稳定了，复查胸片炎症也较之前有所吸收，今天成功脱机了。用头罩吸氧过渡两三天，或许就可以离氧了。”

“嗯，不急，慢慢来。你们辛苦了，很感谢你们！”

莱莱仿佛察觉了父亲的到来，扭动身体，“啊”了一声。

“第一次听到他的声音！”父亲激动地说。

在情况最糟糕最危急的那几天，沟通病情的时候，这位父亲看起来都很平和。孩子终于稳定下来，拔除了气管导管，父亲第一次听到孩子的一声低吟，竟然红了眼眶。

他掏出手机，简单拍了两张照片，便主动离开了。一路往外走，他说：“今天没看见上次来的那个主任呢。”

我说：“我们主任下午开会去了，你找她有事吗？”

“哦，我没有特别的事，我就想说这几天给你们添麻烦了，我想说谢谢她，也谢谢你们。”

“完全不麻烦，这是我们的工作，孩子稳定了，我们也高兴。”倒不是在讲场面话，我的内心就是这么想的。

送他到病房门口，他的妻子迎上来，说：“我能不能也进去一下？”

父亲先开口：“你去看啥？我给你拍了照片了，回去手机上看！进进出出的带了细菌进去要坏事的。”

既然父亲如此有觉悟，我就朝孩子母亲笑笑，说：“下次再来吧，回去好好休息，挤了母乳按护士教的那样保存好，送过来，我们会给孩子喂的。”

“好的好的，谢谢你们，真的谢谢！”

夫妻俩今天说得最多的就是“谢谢”。

“我也要谢谢你们，孩子的康复离不开你们的配合和信任，你们也有功劳。”

“菜菜”是我私下给取的小名，因为他的父母是经营大棚蔬菜的。两个人靠自己打拼，一年四季，起早贪黑，吃住都在棚里，怀上这第二胎，起初也有过犹豫，最后还是决定生下来。

剖宫产出来，孩子没有明显异常表现，跟母亲一起留在母婴同室。然而这对父母还没来得及享受儿子降生的喜悦，便迎来了考验。仅仅出生后四个小时，孩子就出现了异常：面色苍灰，呼吸费力，四肢厥冷。一路面罩气囊给氧送进了 NICU，起初头罩吸氧尚能稳定，但第二天一早病情突然加重，再次呼吸困难，血氧分压和氧饱和度偏低，床旁胸片显示两肺透亮度减低，感染指标也很高。我们给他进行了气管插管机械通气，气管内滴入肺泡表面活性物质治疗。

这孩子的呼吸机参数需求很高，主任对这个孩子十分关注，病情危重时亲自留守，整整三个晚上都守在病房里，第一时间组织全科人员进行病例讨论，制订诊疗计划。终于，孩子情况好转，改为经鼻正压通气，然后现在过渡到头罩吸氧。菜菜是个坚强的孩子，我相信他一定可以渡过这个难关，可以越来越好，然后康复出院，跟爱他的爸爸妈妈和姐姐团聚。

我们平时经常会听到各种质疑的声音，我们也习惯了家属会提出各种要求：为什么要住这么久？为什么费用这么高？是不是非用不可？是不是用了一定能好？用呼吸机对孩子有没有伤害？有什么并发症？你必须保证一定能治好，并且没有后遗症！我每天都要看孩子！我有知情权！你们每天至少要打三个电话向我汇报情况！

菜菜用的气管内滴入肺泡表面活性物质，是一种非常昂贵的药物，跟家属沟通的时候，父亲没有丝毫质疑，孩子病情一步步进展，他也表现得很冷静，并且他始终没有提过任何要求，总是小心翼翼，生怕会妨碍到我们。

他说，孩子病了，我倾尽一切给他治。

那么，好的，我们也跟你一起，尽一切努力，救他。

有一天晚上我值夜班，菜菜有些烦躁，小手时不时要去扯气管导管，心跳飙到 180 次 / 分，呼吸 70 次 / 分，氧饱和度往下掉。我握住他的小手，轻轻拍着他的背，他慢慢就安静了下来，各项指标也渐渐恢复正常，我刚想撤退，他眉头一皱又要发作。好吧，那我今夜就陪着你吧。

人世间，有奇迹吗？有好运降临吗？或许有吧。但我更愿意相信事在人为！

每一个孩子治愈出院，都是我们医疗和护理团队精心守护换来的。初为人父母的激动，孩子生病的揪心，无陪病房见不到孩子的焦灼，我们都知道，我们也愿意去理解，所以我们一遍又一遍地耐心解答质疑，尽力满足各种要求。但是，你不知道胜利会不会永远站在同一边，你不知道下一个病例会不会疗效不佳，你不知道下一次抢救会不会成功。

菜菜父母的简单、坚定、信任和配合，不但让我非常感动和感谢，也让我们全科所有医护人员都感到温暖，我们双方的努力，都希望能有一个最好的结局。

善良质朴的你们，只知道孩子已经渡过危险期，只知道我们会认真负责地做好工作。其实，还有你们不知道的。

你们不知道的是，我们全科上下每个人都给菜菜守过夜；你们不知道的是，我们主任为了菜菜在病房里整整守了三夜；你们不知道的是，我曾在深夜握住你们孩子的手伴他入睡；你们不知道的是，他的平静安慰了我的疲惫；你们不知道的是，你们的真诚给予了我鼓励和力量……

NICU，紧闭的大门，多的是你们不知道的事。

（新生儿科　顾扬）

木讷的父亲，你的心情我理解

今年四月的一天，周三上午，床位护士小李到主任办公室对我说：“高主任，前天晚上来的 24 床患儿病情蛮复杂的，一直在发热，躯干部都是荨麻疹，家长在和床位医师吵呢，说是我们医生挂水给她挂出来的，你去看看吧！”

我一听，赶紧来到 24 床前，只见床位医生正在做着解释，床旁坐着两位家长，一位是 70 岁左右的老奶奶，另一位 40 岁左右，戴着眼镜，胡子拉碴，头发蓬松，说是患儿的父亲。父亲板着脸，一口咬定是我们医院把他女儿给治坏了。

我仔细检查了患儿，女童，十一个月大，持续发热六天，每日体温在 38.5 ～ 40℃之间波动，交替口服布洛芬、对乙酰氨基酚，热度高时伴有四肢寒战；病程第二天开始出现眼结膜充血，不流泪、没有脓性分泌物；在我院门诊已补液三天，给予抗生素和抗过敏药。我俯下身子，给患儿做了详细的体格检查，并仔细阅读了她的实验室检查报告单。这时候，我对孩子的病情有了一个基本概念，而此刻孩子的父亲还在一旁骂骂咧咧的，说看了五天，钱花了不少，病情越看越重，身上的皮疹就是医生开的药水给挂出来的。这时，边上的老奶奶也频频点头，应声附和着。

孩子这个病应该是较为典型的皮肤黏膜淋巴结综合征，也叫川崎病，今年特别多。往年一年，我们儿科收治四五个这样的患儿，而今年仅四月份就收治了四个川崎病患儿。我简单关照了一下床位医生，给患儿再做一些追加的检查项目，以进一步明确诊断。

我非常理解孩子父亲此刻的心情，因此安排完孩子下一步的检查项目后，对他说："你家小朋友的病情有些重，也比较复杂，请你跟我到我的办公室来一下吧，我把小朋友的情况详细给你说说。"

站在一旁的护士长见状，也立即对孩子的父亲说："你看，我们高主任对你家孩子是非常重视的，快跟主任去吧。"这时，我明显地感觉到孩子父亲脸上紧绷的神情缓和了不少。

到了我的办公室，我让孩子父亲坐下，把孩子的情况详细地向他解释了一遍："你家孩子得的这个病叫川崎病，在医学上是近几十年才认识的一个病，最早是由一个名叫川崎富作的日本人发现的，所以用他的名字来命名这个疾病……"

川崎病的临床表现较多，一些症状不是在同一个时间节点出来的，而是有先有后，川崎病一般要到五天以后才能够明确诊断，小孩身上出现的皮疹就是川崎病的临床表现，不是医生开药挂水挂出来的药物过敏。

在给孩子父亲解释的过程中，我还把自己主编的《儿科疾病临床诊治难点评述》拿出来赠送给他，郑重其事地关照他，其中有一个章节"皮肤黏膜淋巴结综合征"就是我亲自写的，可以看看，能够据此多增加一点对这种病的了解。

这时候，孩子的父亲只是点头，但是孩子的病情尚无明显好转，因此家长揪紧的心还是没有放下来。

大剂量丙种球蛋白冲击疗法加上阿司匹林治疗后，下午患儿的发热热峰便有所下降了，躯干、四肢等风团样皮疹也渐渐消退。下班前，我去病房看了一下患儿，看到我去看望孩子，孩子的父亲立即站了起来，说道："高主任，嘿嘿。"我能感觉到，患儿病情的好转使家长紧张的心情有了一些缓解。事后得知孩子的父亲是福建人，已经40岁了，孩子的母亲21岁，夫妻俩在苏州开了一家小超市，不知何故母亲从没有来看过孩子。

经过两天大剂量丙种球蛋白冲击疗法，孩子的病情已明显好转，而我则每天都会去24床看患儿几次，看到孩子正在一步步好转，我也定心了不少。每次孩子的父亲见我去，总是站起来"高主任，嘿嘿"两声，便很少再说其他话。

快出院那天，24床患儿的家长来到了我的办公室，"嘿嘿"两声后，他说话了："高主任，我始终觉得，我家女儿身上的疹子是你们医院挂水给挂出来的，但是看到你每天都来看我们宝宝，把我女儿的病给看好了，我也就不再追究你们的责任了。"

看着他一脸认真的样子，我没有做任何解释，对着他"呵呵"一笑。

出院后，孩子来门诊复诊了几次，每次复诊孩子的父亲总是话不多，依然是"嘿嘿"两声。

儿科医生的工作，每天都会遇见形形色色、各不相同的患儿和他们的家长，而每一位家长的内心所思、所想、所忧，都不尽相同，他们有着各自不同的情况，有着不一样的担心。对于他们，我们要努力去了解他们，走进他们的心灵，去感知他们内心深处的担忧，尽力去帮助他们，为他们分担。

（儿科　高兰平）

肾友故事，深深牵动我的心

我在苏州市吴中人民医院肾内科工作，至今已有四个年头了。我大部分时间是在病房和门诊，虽然只是偶尔去血透室代班，但是与血透病人从最初的陌生到今天的熟悉，回想起来无不令我百感交集。这些血透病人，我称他们为肾友，他们的故事带给我的震撼实在太大了，我一直想写下来，但又不知从何说起。

我们的血透肾友，相对于患有其他疾病的人来说，他们打的是一场持久战，而且他们自己也不清楚这场与病魔的斗争到底会持续多久。在我们享受着美好生活的时候，他们却在渴望着自己的生命能够通过血液透析而延续下去，他们对生活的热爱，深深地感染了我。今天，我终于找到了感觉，打开电脑敲起键盘，将他们的故事一一记录下来，带你走进这些肾友的世界。

1

章月欣，一位年仅 22 岁的大学生。她的年纪比我小，和她交流时比较轻松。她戴着一副黑框眼镜，身高一米六左右，很瘦弱，斯文而内向。一开始我还以为她是哪个患者的家属，可后来当我看到她躺在病床上等待上机的时候，心里突然紧缩了一下：又是这么年轻的血透肾友！我主动慢慢地接近她，得知她是苏州一所大学的大三学生，半年前确诊患了尿毒症，开始做血液透析，由于需要离家近一点，便转到了我们医院血透中心。

一个还在校园里的年轻姑娘，美好的生活才刚刚开始，应该对未来充满了无限期待，可是对她来说，未来却是迷茫和忧愁。透析前我需要给每一位患者测量血压，每次走到床边时，她都很疲惫，有时护士还没给她穿刺上机，她就已经沉沉地睡着了，我轻轻地唤醒她，提醒她需要测量血压了。有一次，我开玩笑地对她说："是不是晚上看偶像剧，忘了睡觉的时间啦？"她很委屈地对我说："我晚上要去打工，哪里有时间看电视啊！"

当时，我非常震惊，一个身患重病的大学生，白天要看书学习，晚上居然还要去打工，减轻家里的经济负担，实在太辛苦，也太令人敬佩了！后来，我慢慢知道了她的故事。原来，她的父母在她上大学前就离异了，这对她造成了非常大的伤害，性格也由活泼变得内向了。她妈妈由于经常要出差去外地，所以她就跟着爸爸一起生活。不知怎么回事，她竟然得了肾脏疾病。当她被查出尿毒症的时候，简直是晴天霹雳。

当时，她的父母想给她换肾，不幸的是，她妈妈肾源配型不匹配。尽管她父亲配型是匹配的，但父亲是一家之主，万一换肾不成功，他一个肾脏就很难照顾女儿了，这个家就彻底没有希望了。

她告诉我，那时她唯一的想法就是：一定要活着，活着就是希望！所以，她就在上海、南京、苏州各地去做了配型，等待换肾的机会。她的坚强，深深地感动了我们。我们肾内科的范主任得知此事后，立即联系了苏州市电视台，对她进行了专访，呼吁社会献爱心。她是幸运的，社会的支持给了她希望，她去南京顺利地换了肾，回归了正常的生活。

的确，活着，就是希望！虽然她通过换肾脱离了血透，但仍不是一个完全意义上的健康人，因为她必须有规律地作息，按时吃饭、吃药、睡觉，坚强乐观地生活。我坚信，她一定能够过好每一天。期待哪一天在街上遇到她的时候，能在她的身上看到灿烂的阳光。

2

她叫黄静宜，39 岁，是一个才华横溢的女人，也是一位温柔的妈妈，皮肤黝黑，个子一米六左右，体型消瘦，看着挺有活力。每次见她时，她都会上机后在治疗台上吃早饭，两个馒头，饭量不大。我看见她的杯子是空的，就给她倒了满满一杯水。她说："谢谢，半杯就好了。"后来我才反应过来，血透肾友是要严格控制进水量的。喝水，对于他们来说是一种奢望！

刚到我们血透中心的时候，黄静宜的各项指标都不太理想，尤其是甲状旁腺激素特别高，全身皮肤瘙痒明显。后来，给她制定了用药方案，治疗一段时间后，各方面的指标都得到了改善。此后，她开始慢慢地信任我们，并与我们熟悉了起来，交流起来也像朋友一样了。

之前，她做了四年的腹膜透析，但是效果并不好，最后因为发生腹膜炎终止了腹膜透析，转而做血液透析。谈过自己的身体后，她还对我讲述了一段她过去的痛苦经历。

那时，她刚来苏州工作，她的爱人经常要出差，而她又要上班又要照顾女儿，经济和家庭的重担把她压得喘不过气来，而她的爱人又不能够理解她，经常和她吵架，甚至会发生冲突，她的心情就像跌落到谷底一样，每天都充斥着焦虑和恐惧。没有人能理解她，没有人来安慰她，她也无处倾诉。当查出得了尿毒症时，她轻生的念头都有了。

那时的她，已经把一辈子的眼泪都流干了，最终她没有选择轻生，而是选择了坚强。为了女儿，她必须坚强地活下去。就这样，她学会了慢慢沉淀自己，尝试去结交朋友，学习国画、练书法、旅游、开办学习班等。现在的她，早已放下了痛苦的过去，成了一个开朗而又崭新的自己。

她对我说，生活不止眼前的苟且，还有诗和远方。

听她说这话时，看着她眼中的神采，我内心深处最柔软的地方，似被轻轻地触碰了，感动得差点掉下眼泪。

3

苏永强，56 岁，一位泌尿系结石导致的尿毒症患者，合并有糖尿病，因为血糖控制欠佳以及泌尿系结石发作而反复住院。

那时，他的尿毒症症状（包括恶心、呕吐、全身水肿、纳差等）都很突出，我们多次劝他做透析治疗，但他惧怕走出那一步，不想遭这个罪。后来，他的病情突然加重，迫不得已才要求我们给他做内瘘手术。现在我还记得，整台手术过程中，他恶心、呕吐得厉害，连平卧位都难以维持，手术很艰难地完成了。随后，疾病使他滴水难进、精神萎靡，已经无法等待在内瘘成熟的一个月后再做血液透析。面对绝境，他只能妥协，同意插临时管立即进行血液透析治疗。

慢慢地，他惊奇地发现，血透后恶心、呕吐、水肿等症状都逐渐消失了，食欲和精神也慢慢好了起来，原本以为血透就是死亡的前兆，没想到现在就像“重生”一样充满了活力。

有一次我问他“你感觉透析怎么样呀”，他说“舒服得很呢”，一副很享受的样子。后来他告诉我，因为做了血透，他的泌尿系统结石也不反复发作了，而且有时小便的时候会排出泥沙样的小结石。不仅如此，他现在血糖也不高了，胰岛素都不需要打了。他开心地对我说：“早知道这样的话，就早点做透析了，原来最大的敌人就是自己啊，哈哈哈。”说着说着他朗声笑了起来，笑得那么开心。

现在，由于透析后食欲、精神各方面都变好了，他已经能帮着家里分担一些家务了，心情也格外舒畅，每次血透时他都和我愉快地交谈他的孙子孙女的趣事儿，我也能看到他那灿烂的笑容了。

4

他叫刘立军，40岁，体型消瘦，个子不高，性格内向。两个月前，他被发现患了尿毒症，现在插了临时管进行血液透析治疗。

他在市内辗转了好几家医院，后来听人介绍，来到我院做内瘘手术。我当时在彩超下评估了血管，发现他的右手血管条件还可以，但左手的血管条件实在太差，一方面是头静脉和桡动脉都偏细，另一方面是两支血管距离太远。

但是，他坚持要在血管条件差的左手做内瘘手术。他告诉我说："金医生，我是教美术的老师，要用右手画画，右手是我的生命，孩子们还等着我回去上课呢，所以，即使左手的手术成功率低，我也要搏一下。"

同时，他还十分痛苦地告诉我他的另一个困境。他目前医保尚未开通，全部是自费医疗，而他的弟弟不久前被确诊患了癌症，为了给弟弟做手术，他毫不犹豫地把自己的十几万元积蓄都拿出来给了弟弟。

那一刻，我对他的崇敬之情油然而生，立即为他开通了绿色通道，准备了完善的术前讨论，用最短的时间、最经济的费用、最大的努力，替他把左手的标准内瘘做成功了。

出院时，他对我露出了难得的笑容，微笑着对我说："谢谢你，金医生。"

我说："不用谢，一切都是我应该做的。希望你早日康复，继续教孩子画画，给他们带来快乐。"

善良，永远都是那么绚烂，震撼着我的内心，让我久久不能平静。

5

虽然越来越多的尿毒症患者通过血液透析获得了"新生"，

但血透还不能完全代替肾脏的生理功能，也不能阻止疾病的发展，死亡的阴影时常笼罩着他们。

这个血透肾友叫赵有成，个子不高，体型肥胖，看上去一副很憨厚的样子。他的病情不是很重，处在还能排尿的阶段，每周透析三次，已经透析了近四年，每次透析时他都呼呼大睡，还打着很响的呼噜声，病友们都笑着说他“呼噜声像打雷一样”。他不好意思地对我说，其实他自己睡着了并不知道，以后他每次透析都尽量不睡觉，以免呼噜声吵到别人。

记得那是一个冬天的早上，他因为咳嗽、胸闷来住院。追问病史，他发病前三天去菜市场买了一只鸭子，在市场里宰杀后拿回家清洗，然后做给家里人吃。

于是，他被高度怀疑得了禽流感，最后市疾控中心给出的结论是确诊感染了 H7N9 病毒。在随后短短的一天时间内，他的病情迅速恶化，呼吸困难，面色发青，脉氧进行性下降，呼吸衰竭的症状越来越重，虽转至传染病医院抢救，后又转到苏大附一院抢救，最终却依然没能抢救过来，就这样离开了人世。

得知赵有成的死讯，我难过了好一阵子。我一定要好好呵护我们血透肾友的生命，他们实在太脆弱了，经不起任何风吹雨打啊！

6

余纯燕，一位 94 岁的老奶奶，个子虽然不高，但精神面貌看着特别好，在我们这里已经透析三年多了，和医护人员都已很熟悉了，大家平时也都很关心余奶奶。

第一次和余奶奶接触的时候，我就发现她有一种很有感染力的笑容，那么和蔼那么温柔。护士跟我说："金医生，这老太太有文化，有知识，有修养。"

由于余奶奶血管硬化，每次给她打针都是个大难题，可能要连续打好几次才能打上。但是，余奶奶不仅从不抱怨或者责怪我们，反而每次都心存感激地对我们说："感谢你们，总是麻烦你们，谢谢你们！"

有时，她自己感到不舒服，不想麻烦我们，于是就不告诉我们。我知道后对她说："余奶奶，您不舒服的时候一定要告诉我们，我们能够帮助你的。"她说："金医生，我知道你们也忙呀，还有这么多病人，我还是给你们留出时间去照顾其他病人吧。"

那一刻，莫名的感动涌上心头，这是多么好的老人啊！如果我们的患者和医护人员都能这样相互理解，那么我们的医患关系该是多么的和谐啊！

余奶奶是一位退休教师，有着孝顺的儿女。她说年轻时自己的身体很好，都是她来照顾家人，而现在要家人来照顾自己了，很不习惯。余奶奶还说，她不想来透析，一是血透让她经历了太多的痛苦，对这个有恐惧；二是不想拖累家人。由于血管条件差，她在三年的时间里经历了插长期管血透、长期管失功、插临时管血透、做右上肢内瘘、内瘘引发肢体肿胀疼痛、在左侧颈内静脉处放置支架、建立长期血透管……这期间肺炎、牙龈炎、心律失常、心衰又反复发作，疾病把她摧残得千疮百孔。

有一次，她平静地跟我说："金医生，我都这把年纪了，早已知足了，没有什么放不下的，我非常感激你们。”说这话，她需要多么强大的内心啊！当疾病降临到自己身上，历经苦难却依然用微笑感染身边的人，我的肾友是多么可敬可爱啊！

在血透室工作的日子里，每一天的经历都深深地震撼着我的心灵。在这里，亲情、友情、医患情，一切的情感都变成了我们生命中不可或缺的一部分，变成了一种医患同心、抗击病魔的强大力量！

（肾内科　金艳盛）

因为疾病而相逢，听一听他们的故事

把最后一本出院病历整理好，一看时间，三点钟，我舒了口气，看来今天可以准时下班了。刚刚把水杯倒满，护士来电话，有新病人来了。

不要紧，时间还早，绰绰有余，我心想。拿起听诊器走到40床。

一位中年阿姨在病房里走来走去，向隔壁床的病人家属说着自己的病，“展示”自己的步态，脸上笑盈盈的，旁边站着一个大肚子的年轻女性。

病情不重，下班之前可以搞定，我想着。跟患者打招呼，“阿姨，您好啊，您这次住院是哪里不舒服啊？”

这位一脸轻松的阿姨说：“我就是觉得左边手脚没力气，拿东西要掉，走路也有点使不上劲儿。”

“多久了呀？”我问道。一旁的准妈妈回答我说有五天了，时好时坏的，今天终于去当地医院看了，医生建议到上级医院看看。

“我左边的肩膀受过伤，这边有一根骨头变弯了。”阿姨笑眯眯地说。

我一看就发现，阿姨左边的锁骨明显有一段突起来了，但是阿姨一点都不介意她的骨头畸形的样子。

看来是位乐观开朗的阿姨，我笑笑，继续问病史。

准妈妈是阿姨的儿媳妇，怀的是二胎，家里还有一个小朋友，阿姨平时的工作就是照顾第三代。她有多年的高血压，但是平时不规则服药，血压也控制不好。

“就老是去配这个药吃，但血压还是那么高。”她媳妇把高血压药拿给我看，有点无奈。

我告诉她们不要再吃自己带的药了，我们会给她吃其他药，监测血压。

阿姨很开心地说：“我自己吃药老是控制不好。”

查体的时候阿姨说她左腿经常会疼，仔细问了一下，像是腰椎间盘突出的症状。阿姨却不以为意地说，可能是以前摔跤摔的。

“怎么会摔跤呢？”我问。

“开电瓶车摔的，摔过好多次。”阿姨轻描淡写地说。

“反正要做头颅核磁共振，要不要再加个腰椎看一下情况啊？”我问。

阿姨有点犹豫，看样子想拒绝，倒是她儿媳妇非常肯定地说：“那就做一个看看吧。”

我有点理解她儿媳妇的无奈了，显然这位阿姨不大把自己的身体健康当回事儿：高血压不好好吃药，摔跤了也不知道以后小心一点，左手左脚没力了这么几天才知道要来医院。

我向她们解释了一下目前的病情和大致的治疗方案，阿姨似懂非懂，只是点头，最后她问我要住多久的院。

“要等你头颅核磁共振的结果呢。一般核磁共振得个四五天吧。”

“哎哟，那你能不能给我提前点啊，我要早点回家，家里小孩没人照顾啊。”阿姨露出了急切的表情，但不是为了她的病情，而是为了家里没人照顾的小孩。

我表示无能为力，因为做核磁共振检查大家都排着队呢。阿姨央求着我，希望我能帮她提前约到核磁共振。

我只能表示尽量帮忙，然后走出了病房。

开完医嘱，还没来得及写病程录，又来一个新病人，我就暂时把这边放下了。

把新病人的医嘱开完，我又回头来写这位阿姨的病程录，一边写一边回忆与她接触的过程。

阿姨留给我的印象，就是一张笑眯眯的脸。说到她左边手脚无力的症状时，她笑眯眯的；说到她一直控制不好高血压时，她笑眯眯的；说到她腰椎不好导致经常腿疼时，她笑眯眯的；说到她骑车摔倒了好多次时，她还是笑眯眯的……仿佛她经历的这一切都是无关紧要之事，唯独在想到没人照顾家里的孙儿时，她急了。她不顾自己的疾病是不是严重，治疗是不是满疗程，她要回家，因为家里有需要她照顾的第三代。

其实类似这样的阿姨和叔叔我们经常能遇到，他们年轻的时候辛苦工作，支撑家庭，培养孩子，赡养老人，等自己也成了老人，他们还要照顾刚刚出生的第三代，没空去看一看这个大千世界，没空去理会自己经常酸痛的腰肢和逐渐模糊的视线，甚至没空监测自己的血压、血糖，等到自己苍老又疲惫的身体实在无法为子女孙儿分担生活的艰辛时，他们才会想到和孩子们说一声，我有点不舒服，你什么时候有空带我去医院看看吧。当他们终于来到了医院，住进了病房，又催孩子们赶紧去上班，别耽误了工作，又急着什么时候能出院，今天能不能请假回家，家里还有好多事儿等着自己做呢。他们把自己的一生都奉献给了社会，奉献给了家庭，到老了，无可奉献的时候，他们还要小心翼翼地不成为孩子们的拖累。

我只是再普通不过的一个小医生，因疾病与他们相逢，听一听他们的故事，与他们一同叹息一阵，安慰几句，解释一些，我就急着去完成医嘱、病程录，去追踪化验单，去看下一个病人了。我不能为他们分担烦恼，不能治愈他们的疾病，不能为他们把检查时间提前，以前我觉得这没什么，因为谁都是被生活鞭策着前进，谁也不比谁更容易，如果我整天站在床头听他们诉说，不停地安慰他们，那我的医疗工作又怎么完成呢？但是今天，这位阿姨的笑脸时刻浮现在我的眼前，也许她是真的不在意，也许她只是一个单纯的乐天派，但也许她只是不想让孩子们担心而故作轻松……我很难明白她究竟是哪一种心情，但是作为医生，我明白了我该做的事情。

做完书面工作已经过了下班时间了，我拿上病历找阿姨签字，她的儿媳妇已经回家了，只剩她一人坐在床头。这时，阿姨没有之前那么“快乐”了，她问了一遍自己的病情和平时需要注意的事项，我仔仔细细地向她解释了一番，她便签字了。最后，她再一次强调，能提前做核磁共振就帮我提前啊。

我对她笑了笑，说我会努力帮她的。

故事的最后，阿姨还是提前回家了，一做完核磁共振就迫不及待地要求出院。我理解她，再一次对她交代病情和注意事项。我对她说住院的时候血压控制得很好啊，出院以后一定要好好吃药哦，这次核磁共振查出来腰椎间盘有突出，平时一定要注意不要总是弯腰做体力活哦……阿姨笑眯眯地说："照顾孙子么老是要弯腰的呀，不过我都记得了，尽量避免，谢谢你啊大夫。"

"不用谢，这是我应该做的。"我在心里悄悄地说。毕竟我能为你做的事还很少很少，我还需要不断努力！

（神经内科　顾志娟）

这支架要是不放多好，我不能做一个导管匠

一九九九年我参加工作五年，由于单位推荐和我自己的努力，顺利考取了南京医科大学介入心脏病学专业研究生。当时，心脏介入在国内很多市级医院才刚刚开始发展，我能够早早成为心脏介入方面的研究生，师从名家，内心特别激动。血管穿刺好厉害啊，心导管为什么那么神奇，身体被 X 线照射是什么感觉……懵懂的我对所有这些都充满了好奇。

二〇〇〇年九月，我第一次穿起沉重的铅衣，第一次接触到各种穿刺鞘管和手术导管，第一次陪着患者接受 X 线无声的照射……从此，我和心导管就结下了不解之缘。

刚上台不到两个月，有一次我正穿着铅衣在台上做助手，看着老师在透视指引下一直在操纵心脏里面的导管，突然感觉自己右臀部一阵刺痛，心里不禁嘀咕，难道 X 射线对人体损伤就是这种感觉吗？我根本没当回事，继续每天九点就进导管室，无论多晚，把当天的手术都完成了，再帮老师关好仪器设备，整理好各种第二天需要用的导管，才最后离开导管室。就这样持续了几天，臀部皮肤终于起水泡了，诊断为带状疱疹，显然与接触射线身体抵抗力差有关。经历了这件事情后，我并没有畏怯，理智告诉我

要想学到本领就得多上台，但是要学会保护自己做好防护，努力提高自己的技术水平，尽量缩短每一台手术的X线曝光时间。

二〇〇九年，我成为江苏省首批免试直接具有心脏起搏器和射频消融资质的医师，同年我荣幸地参加了江苏省第六批援疆医疗队。在新疆伊犁，我带领所援助医院的同事们不怕苦累，勇于担当，每一台手术都认真细致地总结和讲解给他们听，完成越多的病例他们就可以学得越多，就能够更快地掌握这门技术。

当时，有一个哈萨克族患者有好几次都从马背上摔下来，外院查动态心电图记录到两种形态频率特别快的室性心动过速，慕名找到了我。我仔细研究了患者的室速心电图，认为通过射频消融根治的把握还是比较大的。那天下午我花了三个多小时，通过仔细寻找，精密判断，终于把患者的两种形态的室速都消融成功了，我的内心充满了成功的喜悦，虽然汗流浃背却全然不觉疲劳。当我回到主任办公室，病人的儿子悄悄跟在我后面，用不太流利的汉语对我说要请我吃饭，这是一种多么纯真朴实的情感啊！我顿时觉得内心涌动起一股暖流。

八年前，我来到我们吴中人民医院。二〇一三年，医院派我到上海胸科医院专攻冠心病心脏介入，一年学习结束考核合格，顺利取得了冠心病介入资质。此后，每一例介入手术我都认真对待，时刻如履薄冰，多少次不顾疲劳，加班加点把急性心梗患者突然堵塞的冠脉血管以最快的速度开通，挽救了病人的生命。

一个多月前，晚上十点，我被从家里叫到医院。一例中年患者两年半前放的支架突然堵塞了，急性广泛前壁心肌梗死，赶紧转运至导管室，动脉穿刺、造影、导丝通过堵塞处、球囊扩张一气呵成，患者胸痛立即缓解了。然而，刚返回 CCU 病室，患者突发室颤心脏骤停了，立即电除颤成功，可是患者出现越来越严重的呼吸困难，接着氧饱和度下降，咳粉红色血痰，立即告知家属后给予气管插管、呼吸机辅助呼吸，患者转入 ICU 继续治疗，所有一连串抢救过程如同打仗一样，患者的爱人根本来不及反应，每一次和她谈话沟通病情，都感觉到她那无助的眼神，反复问我病人还有希望吗，有多大的把握。

这是一个残酷的问题，我一遍遍快刀斩乱麻似的告诉她：病人非常危险，但是我们有信心，会尽最大努力！我正在食堂吃饭，她找到我，悄悄且坚决地塞给我一个红包。我把红包暂时先接收了下来，我感觉到只有我先收下这个红包，她才会相信她的丈夫真还有一丝希望！

经过五天的心脏恢复，患者终于成功地拔除了气管插管，血压也慢慢平稳了，心率也降到正常范围了，不再胸闷气急。这时我去了住院处，悄悄地把红包里的钱交到了患者的住院费中。又过了一周，患者的情况进一步好转，高高兴兴地出院回家去了。看着一家人的背影，我心里感觉暖暖的。

这些年来，每一次抢救完一个急性心梗患者，我都会进行深刻的反思：这支架是不是要放？这支架要是不放该多好啊！我不能做一个导管匠，要努力让患者不发展到心梗这一步，在预防方面我一定要多努力，做更多的工作。

时光荏苒，一眨眼，我从事心脏介入工作每天和心导管打交道已经十八年了，回想这么多年的历程，每一个脚印都充满了苦累、汗水、欣慰和喜悦。这一个个脚印，就是我成长为一名合格成熟的医者的心路历程。我真诚地希望在我们心脏介入领域能够多一些技术和器材方面的突破，能够更好地为病人服务，我更希望我们心内科的年轻医师能够早日成长起来，早日独当一面，继续书写和我一样的与心导管的故事。

（心内科　徐云）

为了你的安康，我所有的付出都是值得的

救死扶伤、治病救人是医务工作者的神圣职责，作为医生不但需要认真钻研医疗技术，对技术精益求精，勇于攻克疑难病症，积极进行革新创造，不断开拓医学新领域，有能力去面对和处理各种棘手的病症，而且要有医学的人文情怀，要勇于担当，时刻为病人着想，急患者之所急，千方百计为病人解除病痛。

时光追溯到五年前的一个夏天，时间很巧也是七月二十四日，一位脸色苍白、步履蹒跚的老年患者在儿子的搀扶下，一步步挪进了我的诊室。老人用手捂着小腹，痛苦地叫唤道："医生，救救我，我的肚子胀死了。" 在儿子的急切解说下，我了解了事情的经过。

患者殷国明，68 岁，二〇一三年七月九日因前列腺增生特意赶至上海某医院做经尿道前列腺电切除手术，手术比较顺利，术后五天出院，出院后回到苏州居住。然而，回苏之后，老人开始不间断小便出血，一直未在意，也未进一步检查及治疗。到了七月二十三日下午，患者的血尿明显加重，每次排尿出来的都是鲜红色的尿液。至二十四日上午九点，患者出现小便无法自解伴下腹胀痛不适，并且出现了胸闷气急。儿子一看，急坏了，赶紧驱

车送到我这儿。

了解清楚病史后，我立刻给患者做了体检。患者的下腹部明显隆起，一触碰就疼痛难耐，血压 110/75 mmHg，心率 90 次 / 分。检查完毕，心里不禁一惊：前列腺增生电切术后创面大出血了！病人面临两大风险：第一，如果不能及时把血块清理干净，将尿液引流出来，可能有膀胱破裂、腹腔感染的危险；第二，如果患者创面还在持续出血无法止住的话，将出现危及生命的失血性休克！病情紧急，在和患者家属紧急沟通后立刻收住院，插入三腔导尿管，持续膀胱冲洗，静脉抗炎，止血。

当天下午，经过一系列的对症处理治疗后，患者腹胀腹痛情况明显好转，但是创面出血却无改善，尿色仍较红。此时，患者已经连续出血二十二个小时，血压 105/70 mmHg，血色素从入院前的 11 g 降至目前的 9 g，若再不能及时止血的话，有失血过多而休克死亡的危险！

目前，迫切需要紧急手术，术中彻底止血！

然而，患者之前是上海大咖做的手术，我再去做手术是否合适？

那时，我做前列腺电切手术已经超过了六十例，从未发生过术后大出血，更别提需要二进宫手术抢救患者！从理论上知道处理方法：进入膀胱，清理血块，找到出血点，电凝止住。但是，由于没有先例，心里没有底。

救还是不救？出现了风险怎么办？

不救，转院，自己可以按时下班，不用承担不必要的和一些未知的风险，在医疗环境比较恶劣的那几年，这无疑是明哲保身的最佳选择！

然而，如果转院的话，路上以及其他医院再接手都需要时间，也许这是抢救患者的最后机会，一旦耽搁了，患者面对的将是一条不归路！

看着患者痛苦的神情，医生的良知在刹那间就让我做出了抉择：立即收治，救！

家属沟通，检验科配血，科室动员术前准备，麻醉科、ICU 协同救治，各科室高速转运，与死神赛跑！

五点，患者被推入手术室抢救，术中膀胱可见大量血块，予以清除后，终于找到了罪魁祸首：在前列腺近膀胱颈处 5 ～ 6 点的方向见到一个动脉出血点，不停地在飙血。立即切除多余的前列腺组织，电凝止血。出血点止住了，膀胱冲洗液变得清澈了，抢救成功了！手术室里所有的医护人员都长长地呼出了一口气，严肃的脸上露出了成功的喜悦。

患者术后转入 ICU 治疗，我对他进行了精心的治疗，安慰他，鼓励他。患者恢复得很好，很快就要出院了。临走时，老人家紧紧握住我的手，不停地说："施主任，谢谢你，是你救了我，谢谢你！"

听着这朴实的话语，看着患者笑容满面地走出病房，那一刻，我只觉得之前自己所有的付出和煎熬都是值得的！

（泌尿外科　施东辉）

忙碌的夜班，别样的情感

人皆是脆弱与坚强的合体。脆弱时是那么不堪一击，有时一句话就能落泪；坚强时顽强的意志力与内在的爱就能创造奇迹。其实，每个人的内在都具备力量、智慧与爱，特鲁多教导所有的医务工作者：有时去治愈，常常去帮助，总是去安慰。

妇产科的夜班基本上是通宵达旦的，今夜注定是个不眠之夜，接班时就有三个病重病人，病区的床位也被填满了。

八点，电话铃声响起，耳边传来一线医生的汇报："快来一下 908 床，产妇顺娩回室后现在阴道出血有点多，精神比较紧张。"一边听汇报一边点开电子病历，大致浏览一下病史，随即去操作室准备好消毒做内诊的物品，匆匆赶至床边。

场面有点乱，焦虑万分的家属围在床边，其中还混杂着围观群众。床上的产妇小王目测有点像林黛玉，娇弱且刚分娩过的她已经被出血较多以及紧张的家属带得情绪失控，反复追问一线医生，自己会不会就这样死掉。

"当然不会，放心哦。"我立即回答，并且清空家属及围观群众到病房外，叮嘱护士：（1）欣母沛 250 μg 宫体注射；（2）抽血查血常规、血凝时间；（3）开放静脉通路；（4）心电监护监测患者生命体征。我听着一线医生汇报出血量，自己又做了进一步的内诊，评估是否还存在阴道及宫腔积血。做完病情评估及相应的处理后，产妇的子宫收缩已基本恢复，出血也基本得以控制，但产妇小王依然万分紧张，感觉自己随时都会死去。

我靠着小王的床，握紧她的手，看着她的眼睛，语调平缓地说："小王，要相信你自己，所有产妇分娩后都会有出血，有我们在，不会让你有事的。"

接着，我又与她共情道："小王你看，没生孩子之前你不是吵着说自己生不下来，要求我们给你开刀吗？你个子确实小，但是现在你已经顺利把孩子生下来了呀，你之前不相信的事情，现在的的确确是你自己做到了，难道不是吗？"

小王有点将信将疑，说："陈医生，我的手一直在控制不住地抖动，我感觉呼吸不过来了，我觉得自己好像快要死了。"

"小王，你目前的脉氧是100%，和我一样哦！现在，你跟着我做缓慢的深呼吸，你急促的呼吸会让你进入呼吸性碱中毒状态，会让你有不适的感觉，你跟着我呼吸，你的感觉就会好了，相信你自己哦！"

慢慢地调整好呼吸的节奏，小王终于从恐惧的边缘回过神来，只是她很抗拒我给她按摩子宫。她说："陈医生，你不停地按摩，我很不舒服。"我耐心向她解释道："小王，我现在是在帮你止血，虽然有点痛，但却有很好的效果，而且同一个病房的两位产妇回病房后我们也会间隔时间来给她们按摩子宫。"随即，我邀请旁边的产妇和小王说说话，共同鼓励她，告诉她这是正常分娩后需要做的治疗步骤。

就这样，小王的情绪与病情都得到了控制。

小王虽然得到了妥善处理，但是在目前并不和谐的医疗环境下，外面烦躁的家属可早就不和我们在同一个战壕里了。我将小王的先生小崔带到办公室，谈话沟通的一路上，小崔和他妈一个劲儿地问："我老婆没事吧？""是不是你们硬要我儿媳生，让她生成这个样子？""这事你们要负责，你们要是按我们的说法开刀结束分娩，她就不用受苦了，就不会出这么多血了……"

这一连串问题，分明是在说我们是造成产妇出血的元凶，而却忘记了其实是我们在帮产妇止血的事实。

小崔不懂医学知识，我不该怪他。于是，我向小崔理性客观地解释了病情："小崔，你妻子的子宫不能很好地收缩是造成此次出血的元凶，若手术破坏了子宫的结构，就像坏了的弹簧一样收缩能力只会更差，发生出血的概率只会增加。"

接着，我又向他们解释了刚才请他们出去的原因："除了诊疗上的需要，也是为了稳住小王的情绪，不至于被你们的紧张情绪吓到，同时也请你们相信，小王非常坚强，她有能力战胜一切！"

就在我让小崔在病情沟通单上签字的时候，小崔的母亲拉小崔到一边，说："你媳妇出了'那么多血'，我们快报警吧……"话语传入我的耳中，我的心拔凉拔凉的，真是现实版的"农夫与蛇"啊，是非不分，好坏不辨。

唉，而今，这样的情况实在是太多了。我努力控制住自己的情绪，不能被他们带着跑偏了。

我打电话给三线最高年资医生，并且要小崔和三线医生一起去床边看过小王之后再说。小崔看到最高年资的三线医生后，心神稍微定了点，没办法啊，患者总是希望医治他们的都是“头发花白的老医生”。

来到床边，三线医生给小王做常规查体，可是已经回过神来的“黛玉妹妹”小王就是不肯配合，说现在出血不多，基本好了，不想做检查，要查的话一定要我一起检查。

小崔有点不好意思地来找我，说明来意并且跟我道歉说：“刚才对你的不信任真是非常抱歉，我老婆确实已经比之前好很多了，她想要你一起过去……”

小崔这番表白，令我的心里暖暖的。我快速来到床边，看到的是小王信任的眼神，她已经非常相信我，变得非常听话了，很好地配合我们按压子宫，看到没什么血流出，一家人尽是满满的谢意与歉意。

我对小崔说：“所有这一切，都是我们应该做的。其实，很多死于癌症的人是被吓死的，心态不同结局就会不同。你要相信你外表弱小的妻子，她的内心是很强大的。我们每个人都是需要被肯定的，而不是一味在旁边暗示她，说她病情很重，讲她快不行了。当然，紧张也是正常人在所难免的反应。好了，去陪你妻子好好休息吧，有事及时告诉我们哦。”

病房里，又有产妇要往产房送了，我没有时间再作多想，赶紧梳理一下自己的情绪，匆匆往病房走去……

（妇产科　陈佳浴）

迷途的姑娘，我的牵挂

对于大多数女人来说，怀孕是一生中最幸福的时刻，这种幸福感，来自于对新生命的期盼，也来自于家庭在这个时期无微不至的照顾，还来自于我们这个社会对孕妇群体温暖的照护和关怀。然而有时候，会遇到一些特殊的妈妈，她们无人照料，也不知如何照料自己。

那是一个和平常一样忙碌的夜班，产房的门铃又是一阵急促的“叮铃铃”，听着铃响三声没人开门，急性子的助产士小冰穿着隔离衣在走廊的一头露出脑袋大喊：“阿姨，快去开门，有急诊！”

“哎！来了来了！”王阿姨急急忙忙从走廊另一头的卫生间里跑出来去开门。

然后，走廊里就响起了平车“哐当哐当”急促滚过地面的声音。我立刻警觉起来，连忙走出待产室，映入眼帘的景象有点诧异：一个年轻的蓬头垢面的大肚子姑娘，长发如数月未洗一般打结成团，裙子脏兮兮的都快看不出颜色了。她痛苦地蜷缩着身体躺在平车上，口中不停地喊着：“医生，医生，我好痛，快救救我！”

我走近去刚想说话，一阵刺鼻的气味透过口罩迎面而来。我不禁在心里犯嘀咕：“这姑娘是在垃圾桶里生活的吗？多久没洗澡了？”不过看这姑娘疼得满头大汗，估计已经临产了，便安慰她：“姑娘，有我在，别急哦！”然后我又对王阿姨说：“王阿姨，直接推她到接产室。”

“预产期是什么时候？”一边询问，一边快速戴上手套检查了一下，“小庄，宫口已经开全了，你赶紧准备接产，我来开住院证。另外，她身上衣服太脏了，给她一套干净的手术衣换上。”我对助产士小庄说。

“姑娘，你叫什么名字？几岁了？你快要生了，你丈夫在不在门口，我需要帮你办一下住院手续。”

“我叫思雨，18 岁，我朋友在门口。”

“朋友？你丈夫没来吗？”

“我……我没丈夫。”

“哦，预产期是什么时候呀？”

“我不知道。”

“最后一次月经是什么时候呀？”

“我也不知道。”

“孕期有没有做过产检呀？”

“没有，我刚知道自己怀孕，我可以打胎吗？”

……

我抬头看了一下这位年轻又如此糊涂的妈妈，看她神志清醒，交谈还算顺畅，也不像个精神有问题的人，别是故意隐瞒什么吧。我打算找家属了解一下情况。

产房门外站着一位看不出关系的中年男人，我尽量不戴有色眼镜，平静地问：“请问，你是思雨的什么人？”

“我是她朋友。”

“她丈夫呢？”

“我也不知道她丈夫是谁，我有个朋友给我打电话，说她肚子疼，求我帮忙，我就过来了。”

“她快生了，需要办理住院手续，你帮忙去办一下，另外帮忙联系一下她的家里人。”

“行，我去办，不过我没带钱，而且我不认识她，也不认识她家里人。”

晕，没人交钱，不过咱是公立医院哈，这个时候是要先救人的，也不能没交钱就啥也不做。“这样吧，我先签个字，开通绿色通道，你先把住院手续办了。”

“谢谢，谢谢！”

回头，再看姑娘这边，大喊大叫，助产士小庄和阿姨正在尽量让她保持平卧。

小庄已经做好了接产准备，“张医生，宫口开全，枕后位，宫缩正常。产妇什么都不知道，没有建产检卡，根据宫高腹围推算可能是足月儿，产妇有些情绪激动，不太配合”。

一阵阵痛发作，思雨的情绪又激动起来。

“我不想生，太痛苦了，我还没结婚，我不能生孩子，我要打胎！”

“嘟嘟嘟嘟！”一旁的胎心监测仪发出警报，胎心率突降至 90 次 / 分。情况紧急，孩子可能发生宫内缺氧，必须取得产妇配合，尽早分娩。

我转身对助产士说："小庄，准备助产，小李给她吸氧，呼叫新生儿科医生到场。"又转身一脸认真地对产妇说："思雨，我是你的医生，你现在安静下来听我说，现在的情况是你就要做妈妈了，无论你知不知道他的存在，你想不想要他，这个孩子已经有了生命；无论怎样，你现在要先把孩子生下来，如果你不配合，发生难产，不只是孩子有危险，你也会有危险。从现在开始，你一定要听我们的安排，痛的时候往下用力，手要这样拉紧，脚要这样蹬好，我们会帮助你尽早把孩子生下来。"

姑娘终于安静下来配合接产。二十分钟后，一个漂亮干净的男孩儿顺利娩出，重 3200 g，哭声嘹亮。

我把孩子包好，放到产妇身边："你看，思雨，这就是你的孩子，是不是非常可爱啊？你很厉害啊，是你给了他生命，你可要好好照顾他哦！"

她安静地搂着孩子保持沉默，但我看得出，女性本能的母爱已经在她心里萌芽了。孩子已经顺利出生，但是谁来照顾这对年轻的母子呢？住院费还没交呢？妈妈需要吃点热热的东西补充体力，孩子需要奶粉、尿不湿……

"思雨，你男朋友在苏州吗？"

"我没有男朋友。"

"那你父母在苏州吗？"

"不在，他们在外地。"

"你还有亲戚在苏州吗？"

“没有。”

“门口那个人是你什么人？”

“他是我朋友。”

看来还得找那位朋友，产房门外，万幸，那位朋友还在。

“思雨家属，她已经生了，是个男孩，现在大人孩子都挺好的，但是住院费还没交，母子两个也需要人照顾，你看你是联系她家里人还是怎样？”

“我身上有几百块钱，我可以先帮她买些日用品，你告诉我需要些什么。但是至于住院费和陪护，还是请你们联系她家人好了，我的确什么都不知道。”

“好吧，你去买些热粥、奶粉、毛巾、尿不湿……”

看来这朋友也的确指望不上了，还是要尽早联系上她的家人。

我在心里打算着，万一一时找不到她家人，我是不是明早下夜班回家拿些小儿子的衣服奶瓶什么的过来，这一个大孩子一个小孩子的真不能让人放心，而且这姑娘情绪并不稳定，万一做出什么吓人的事……

我的脑海里想起网上经常报道的年轻姑娘未婚先孕抛弃甚至杀害婴孩之类的新闻，越想越觉得不放心，看来还是要联系这姑娘的家属才行。

没办法，看来今天这个夜班，必须把这个隐患给解除掉，否则即使不忙也会彻夜难眠了。

“思雨，你有你爸妈的电话吗？你这生了孩子也需要人照顾，你那朋友我看也不可能帮你太多啊。”

“不，我爸知道了会打死我的。”

“怎么会呢？父母都是亲生的，再怎么生气也会原谅你的。”

“我爸妈离婚了。”

原来，又是一个被失败的原生家庭伤害的孩子。我可以想象这姑娘是怎么变成一个问题少女的。

“这样，你别怕，我帮你跟你妈妈好好说，可以先不让你继父知道，大家一起想个办法。”

一来二去的劝导，这姑娘终于肯让我给她在无锡的妈妈打电话了。电话那头妈妈很生气，但后来还是心软了下来，毕竟是亲闺女，她记下了医院地址后，说第二天一早就赶来苏州。

看着思雨平静下来给妈妈打着电话，我总算是暂且放下心来。夜里嘱托值班护士帮着给孩子换尿布，从新生儿科借来无菌奶瓶，喂了科里的备用奶。

总算一夜平安无事度过了。

早上给她在食堂订了鸡蛋和粥，看着她已然梳洗干净，在给孩子喂奶。

“思雨，给妈妈打电话了吗？”

“打了，妈妈说一会就到了。”她开心地笑着。

“嗯，你看，你妈妈还是疼你的，小宝宝很可爱啊，长大了会保护妈妈的，你要好好照顾他啊。”

“嗯，谢谢医生！”

上午十点多，思雨的妈妈和姐姐从无锡赶了过来。我了解到，思雨的爸妈几年前离了婚，姐姐跟妈妈，思雨跟爸爸，生父脾气不好，对思雨毫不关心，导致思雨初中一毕业就流入社会。妈妈去年也再婚了，继父条件一般，一家人靠打工勉强过日子。但是对于这个犯了错的女儿，妈妈还是充满内疚的，表示愿意照顾思雨母子。我嘱托妈妈一定关注好思雨的情绪，不要刺激她，以免诱发产后忧郁症，并且一定保证好婴儿的安全，以后的事情慢慢来，先帮助思雨度过眼下这个最需要人照顾的时期再说。

三天后，母子两人在家人的陪同下顺利出院，带着我对他们的嘱咐和祝福，带着我心里的隐隐牵挂。

真心希望，突然成为人母的思雨，能够快速成长并坚强起来，能够承担起一个妈妈的责任。

愿妈妈和孩子未来一切安好。

（妇产科　张丽娜）

温暖，逆光而来

那是一个看似普通的夜班，但时隔多年，依然深深地印在我的记忆深处。刚入职两年，作为一名年轻的妇产科医生，我被忙碌的工作和频繁的夜班压得有点儿喘不过气来。焦虑，似乎成了那段时间经常跑出来的坏情绪。而经历了那一个夜班，我仿佛突然成长了，如雨过天晴般豁然开朗。

我们妇产科值班有一个不成文但又为人熟知的共识，那就是遇到下大雨必然要来好几个胎膜早破的孕妇。这不，在那个梅雨季节，又被我摊上了这么个阵雨的夜晚。

一个中班就收了五个胎膜早破的病人，我不禁想仰天长啸，老天啊，你歇歇吧，可别再下雨了！拖着疲乏的双腿，抬头看看时钟，滴答的时针刚走到凌晨三点的地方，暗自给自己鼓鼓劲儿，加油，加油！正在这时，清脆的平车推来的声音又毫无征兆地传入了我的耳朵，我看到护士轻轻地叹了口气，我用意念让耷拉的眼皮往上抬了抬，深吸一口气，让自己看起来精神点。

一个看起来有点瘦弱的姑娘。这是我第一次见到小林，一个和我一般大的姑娘，她的旁边是一个焦虑万分还有点疲惫的小伙子，那是她的丈夫小张。25 岁的小林是常熟人，在睡梦中突然觉得有一股暖流从身体里流出，她从睡梦中惊醒，叫醒了自己的丈夫，初为父母的两个年轻人吓坏了，马上叫了救护车前往就近的常熟某家医院。

小林初次怀孕，才三十五周，在常熟的医院里确诊为胎膜早破，所幸她肚子还不痛，宫口还没开。面对这么小的孕周，常熟医生给她挂上了硫酸镁后，建议她转至苏州母婴方面的权威——母子中心。但当他们满怀希望地到达母子中心的时候，现实给了他们狠狠的一击，母子中心没有床位！

这时，小林已经开始腹痛了，宫口已经开了 0.5 cm。不得已，这对年轻夫妻听从了母子中心医生的建议，来到了离他们较近的我们吴中人民医院。

他们的内心是忐忑不安的，因为常熟医生已经告诉他们了，小林的孕周太小，孩子很可能早产，早产的孩子很危险，很可能需要上呼吸机！如果是吴中人民医院的话……但是貌似已经没有更好的办法了。带着不安情绪的他们看见了护士站里的我，一个和他们差不多大的年轻医生。

这时，小林已经痛得很厉害了，了解了小林的病情后，我赶紧给小林查了一下，宫口已经开了 3 cm。看着这个似乎弱不禁风的姑娘，明明有点微凉的夜晚，她的脸上却因为疼痛而有了薄汗。我有点不忍了，不忍心告诉她宫口已经开了 3 cm，不忍心告诉她期盼已久的孩子会早产，更不忍心告诉她早产的孩子可能面临的风险。

不知道是不是我的情绪感染了她，她紧紧地抓住我的手，用坚定的口吻说：“医生，没事儿，你如实说好了，请你一定要保住我的孩子。”我努力安慰这个伟大的母亲：“小林，你很坚强，你的宝宝也会很坚强的，虽然孩子早产，不过已经三十五周了，现在医学那么发达，孩子会平安的。”

安慰归安慰，可是身为医生，该说的风险还是得说呀。看见小张在门口焦急地走来走去，我叫住了他，告诉他小林的宫口已经开了 3 cm，孩子不能保了，只能让宝宝生出来，如果没有特殊情况，能顺产就顺产，如果有胎心不好之类的还有可能要手术。孩子毕竟才三十五周，还没有发育好，可能会有各种并发症，出来得转新生儿科，万一情况不好还要转到母子中心或儿童医院。

这时，这个一米八的大高个儿，仿佛下了很大的决心，用听似镇定的声音说出了至今让我难忘的话：“医生，不得已的时候你一定要保我的妻子！”而我分明听出了声音夹杂着颤抖，分明看到了他红红的眼眶和隐忍的泪水。

不得不说，在这个雷雨交加的夜晚，我动容了。看多了世态炎凉，这无疑让我感受到了这个世界的温情所在。我努力让自己镇定下来，也让这个大男人镇定下来，告诉他事情还没有严峻到这个地步。我们一起把这个坚强的姑娘送到了产房，这时候产房同时有两个孕妇快要生了，产房的助产士连备班都已经在忙碌了。我陪着这对年轻的夫妻，指导这个坚强的姑娘该如何用力。一切还算顺利，胎心是正常的，宫口在慢慢进展。

看多了孕妇生产时因疼痛而失去理智的画面，我不得不佩服这个妈妈，她从头到尾都很配合，努力按我的指导去做。陪伴在旁的小张，给小林喂水喂食擦汗，虽然动作有点笨手笨脚，但细致入微，还不停地鼓励和安慰小林。我时不时在心里默念，希望他们的宝宝平安出生，他们应该会是幸福的一家子。

时针依旧轻快地滴答着，而我们每个人都觉得这是一个漫长的夜晚。五点四十五分，小林宫口已经开了 8 cm，这时隔壁产室的产妇胎心下降，助产士叫我过去看一下，当我走到门口时，小林突然说："医生，你快去快回，有你在，我安心。"那一刻，我很惊讶，更多的却是惊喜和感动。我给了她一个镇定的微笑，并叮嘱好小张，有事随时叫我。

去了隔壁产室，所幸隔壁的产妇很快就顺利生下了一个大胖小子。我擦了擦额头上的汗珠，赶紧回到了小林的身边。看到我又回来了，小林的眼中露出了喜悦的神色。到六点二十分的时候，小林宫口开全，助产士准备接产了，这时一直让人欣慰的胎心开始下降了，在鼓励、指导小林的同时，我立即通知新生儿科医生前来产房，我担心这个孩子需要抢救。

六点三十分，伴随着洪亮的哭声，我看到了一个可爱的小天使，尽管只有 2150 g，但评分都是好的。直到这时，一直坚强的小林终于控制不住自己，流下了眼泪。我想，这是喜悦的泪滴，更是爱的泪滴。此刻，旁边高大的小张也控制不住自己的感情，眼泪夺眶而出。宝宝毕竟是早产，要转去新生儿科，小林深情地亲了亲孩子的额头。

孩子送走后，这对夫妻不停地说着感激的话，而我在内心深处感谢着这对坚强的爸妈：是他们让我看到了我的价值所在，是他们鼓励我在这条注定不轻松的道路上义无反顾地一路前行。

黎明的晨光从落地玻璃穿透而入，照进了房间，也照进了我的心田，那么温暖。看着小林母子平安，我松了一口气，默默地走出产室，把空间留给了他们。偷偷擦擦自己朦胧的双眼，而脑海里跳出的是小林那句“有你在，我安心”的话。这句话，就此永远留在了我的心中。

（妇产科　周萍）

那两个慢慢离去的背影，令我心潮难平

“叮铃铃……”一阵急促的电话铃声惊醒了我。

突感心口闷得慌，心突突地快跳出来似的，早已熟悉这种心悸的感觉。

疲惫地抬眼瞄了一眼手机屏幕，晃眼得很，再熟悉不过的号码，想必又是急诊来了。

“喂，什么事？”

“金医生，产房打电话说有个急诊马上上来，说是没听到胎心！你赶紧来！”护士小梅不似平日的淡定，电话里急促的语气似乎有些不知所措。

“别急！我马上来，你准备好胎心仪，一来就先听胎心！”边说边起身套上白大褂，匆忙锁了值班室的门，快步向护士站走去。

四时四十六分，病房走廊里除了我的脚步声，就剩电子钟红色昏暗的灯光……有种不好的预兆，估计那孩子凶多吉少。

“还没来呢，产房说社区医院转来的，在社区医院就没听到胎心，在产房听到九十几，可能，就不是胎心，会不会已经……”小梅皱着眉头一边摆弄着胎心仪，一边问我。

“别瞎想了，或许不是的呢，来了再说。”作为一个妇产科医生，

见多了新生命的诞生，也见多了引产儿、死胎的处理。但作为一个年轻的母亲，我最不情愿见到那些可预见的悲剧。

电梯开门声响起，走进来一对40岁左右的夫妇，孕妇穿着一套长袖的家居服，捂着肚子，见我便说："医生，我肚子有点胀，去卫生院看后，她们说没听到宝宝的胎心，让我过来，医生快给我查一下，我孩子怎么了。"

"我知道了，跟我过来！"等不及详细询问病史，我拉着孕妇的手就往操作室而去。躺下，撩起上衣，一遍遍用胎心探头满肚子查找胎心，脐下、左侧、右侧、脐周、脐上……手心微微有了汗，耦合剂已经遍布孕妇的肚子，可依旧没有听到理想中的胎心音。

"感觉宝宝多久没动了？"我追问。

"昨天还动的呢，白天还出去吃饭了，夜里睡了就没动静了，后来觉得肚子有点胀痛，然后就去……"孕妇似乎还没有意识到事情的严重性，比较轻松地回想着昨夜的事情。

等不及她说完，我打断道："好的，现在听好了，根据你说的情况，目前胎心还是没有听到，可能孩子已经不好了，现在要马上做个急诊B超看一下孩子的情况，要做好最坏的打算哦。"

扶她起来，开好单子，让她赶紧去检查。接过B超单的瞬间，我分明感觉到她布满青筋的手是颤抖的。

"黄女士，42岁，二胎，三十七周，自觉无胎动约五小时，腹胀两小时，胎心无。"我心里反复思索着。

时间一分一秒地过去，当夫妻俩再次站到我面前时，手里已经多了一张“胎死宫内”的B超报告单。出乎意料的是，还未等我开口，黄女士便说：“已经没了，那就当我和这个孩子没有缘分吧，我反正有个大的了，以后不生了！医生，你说接下来我们该怎么办呢？”

不同于以往见到的哭哭啼啼：失去理智般的哭天喊地，不停地追问缘由等，黄女士的理性和镇静让我有些不自在，刚才想了许久的安慰话到了嘴边又咽下去了。

“既然已经不好了，那就要想办法引产，就是生出来，对你身体会有危害。这个必须住院治疗，你孕期产检有什么异常吗，比如血压、血糖什么的？”

“没什么异常，都好的，就是肝功能有点不好。”

“怎么个不好法？把你产检本和产检报告单都拿出来，需要了解一下你的情况。”

一番病史追问下来，我似乎找到了原因：高龄，乙肝患者，肝功能异常，市里三甲医院建卡，孕十四周起即有总胆汁酸升高，孕二十周总胆汁酸高达44.3 μmol/L，肝功能升高三倍，多次在外院保肝降胆汁酸治疗，效果不理想，自行出院后曾多次建议住院终止妊娠，均拒绝。薄薄的病历本上，我看到前前后后少说有三次写着“拒绝住院，黄某某”，其后仍是医生不厌其烦的一串串风险告知，“胎死宫内”赫然入目。

黄女士手里的B超单越攥越紧，青筋凸起，我分明看到了她坚定理智的眼神中有了一层薄薄的水汽，她丈夫则全程在旁默不作声。

“根据你的情况，你的疾病叫肝内胆汁淤积，孩子胎死宫内很大程度上是这个毛病引起的，想必之前的医生应该都与你讲过这个疾病的风险，我就不多说了。现在的关键是你需要住院，但因为你有乙肝，需要专科治疗，根据传染病防治法，你需要转到有传染科的医院去住院治疗。”

“不，医生，我不到其他医院去，我不去，我就住你们这儿，我不去！不去！”黄女士突然站起身，一反刚才的冷静，喊了起来，继而又转身拽着丈夫的手臂，“你快去办住院手续，我要住这里，我不要去其他医院，你别让我去，我不去，我死也不去！听到没有！”说着，豆大的泪珠终于抑制不住哗哗地落下。

我被这一幕惊到了。

“我不要去，我不去！医生，你就让我住在这里吧！”黄女士抓着我左臂苦苦哀求道。

“可是传染病相关的治疗是有规定的，我们医院没有传染科，不能收你，你到底怎么了？之前在有传染科的医院住院时与院方有过什么不开心吗？还是有什么其他原因？”我问道。

不问还好，一问更不得了，她越发哭得伤心，全身都软了下来，靠在椅子靠背上抽泣，自顾自重复着“我不去，我不去其他医院……”

我一时不知如何是好，望了眼黄女士的丈夫，只见他攥紧了拳头，深吸一口气，像是下了很大的决心，转身对黄女士吼道：“不去不去！我看你敢不去！我们待会儿就去有传染科的医院！人家医生都说不能在这里住院的！你给我起来，现在就去！”

“医生，对不起啊，前天有传染科的医院还让我们去住院的，我们坚决没住，觉得没什么，没听医生的话，她是没脸去！”她丈夫向我解释道。

“不用担心，医护人员再见到你时也不会对你有什么想法的，该怎么治还得怎么治，身体最重要，不是吗？”我轻轻拍着她抽泣的肩膀，轻声安慰道。

“你先让她冷静一下，我给你们把病历写了，待会儿就去吧。”说完我走出了办公室，电话汇报了上级医师，也是建议去有传染科的医院住院，如果不想去前面那家看过的医院，也可以去另一家有传染科的医院住院。

窗外的天空不知什么时候已经开始泛白，微微照进一束光，清冷的办公室里两个身影默不作声，缓缓起身，相互搀扶着慢慢走了出去，留给我的是两个背影。

他们走了，我的心情却久久不能平复，脑子里尽是那两个慢慢离去的背影。

（妇产科　金玉超）

别害怕，这里有我陪着你

产科，被人们亲切地称作“生命之花盛开的地方”，因为这里每天都会迎来不少“人间第一情”，新生婴儿的第一声“性本善”的啼哭，化解了作为母亲的一切痛苦，将欣喜嵌在了母亲的眉梢。

又是一个繁忙的夜班，我一如既往地收着病人，突然一阵急促的电话铃声响起：“喂，耿医生，你快来产房，21 床的产妇不肯生孩子，从产床上爬起来了。”

放下电话，我立即把手边的工作交给一线医生，一路小跑来到产房。刚到产房门口就听见从产房里传出来的阵阵叫喊声，惊心地回荡在夜深人静的医院里。

我走进产房，看见 21 床的产妇已经从产床上爬了起来，一边哭喊着，一边吵着要回家，助产士在一旁苦口婆心地劝说着，家属也在一旁拉着病人的胳膊说听医生的，可是被宫缩的疼痛折磨得失去理智的产妇，此时什么也听不进去，一心想离开这个让她害怕的地方。

我上前一步，握着产妇的手，柔声安慰她。此时，产妇的宫口已开 8 cm，羊水已破，因为夫妻关系紧张，所以她很抵触这个孩子，甚至不希望孩子出生。

我轻轻地捏了捏产妇的手掌，告诉她现在的情况：“如果现在就这样离开医院，不但孩子的安全得不到保障，有可能连你自己的生命也会受到威胁，就算这个世界上所有的人都放弃你，我们医生、助产士和护士也绝不会放弃你。其实，这世上没有什么解决不了的事情，请别害怕，这里有我陪着你，相信我，一切都会好起来的。”

看着在一旁急得泪流满面的产妇的母亲，我拉过她的手放到产妇的手上，说：“你看，你的母亲现在已经两鬓苍苍了，当初她也是十月怀胎，忍受着疼痛咬着牙将你生了下来，再将你含辛茹苦地养育成人。这世上真的没有什么过不去的坎，所有的事情等孩子生下来后都是可以解决的。”

产妇听了我的话后，看了她母亲一眼，再看看我，从她的眼神里我看见了她内心的悸动。可是，随即而来的一阵强有力的宫缩的剧痛又将她的理智埋没了，她又开始大吼大叫起来：“痛死我了，我不要生孩子了。”

她用力地掐着我的手，大声吼叫着，一阵疼痛从我的手上迅速传遍了全身。我没有抽出手来，而是忍着痛对她说：“来，现在躺下来，你听我的话，肚子痛就会好很多。躺下哦，这就对了，躺好哦，我来教你，放松……慢慢地吸气……吐气……跟着我做哦。”

见产妇安静了不少，我和助产士及产妇的母亲把她一起扶到产床上，小心翼翼地把她的脚放在踏脚上。这时，我隐约看见胎头部分外露。我柔声对产妇说：“你看，多好，现在我已经能看见宝宝的头了。现在，把脚踩紧，手拉紧，吸气……用力……好，慢慢换一口气，再用力……很好，就这样，马上就要生了。”

经过我和助产士的细心指导，在产妇的努力下，终于顺利地生下了一名男婴。当我把可爱的宝宝抱到产妇的身边，我看见她激动得流下了两行热泪。这时，产妇的母亲紧紧握着我的手，不停地说：“耿医生，谢谢你，谢谢你们！要不是你们这么帮助我们，我真不知道该怎么办了……”

都说产科是一个高风险的职业，可是在这里，我们看到更多的却是关心和关怀。很多第一次生孩子的产妇都很紧张，剧烈的疼痛甚至可以令她们失去理智，这时候，我们要多陪陪她们，耐心地教她们一些减轻疼痛的方法，这对她们来说是多么大的安慰啊！我们唯愿每一个产妇，都能顺顺利利地生下健康可爱的宝宝，让人间的温暖充满每一个家庭。

（妇产科　耿昕）

作为一个医生，我觉得这就够了

从二〇〇六年开始，我在妇产科工作已经有十二年了。在这十二年里，我见过形形色色的病人。有身家千万却为了几块钱治疗费大吵大闹的，有得了急重症却因为没钱而四处筹借的，有有儿有女却无人照顾的，有得了癌症晚期却还想着捐献器官的……

今天，我要说的不是这些“轰轰烈烈”的病人，而是要和大家分享的是一个普普通通的病例。病人普普通通，疾病也是常见病，治疗过程也中规中矩，但是在和这个病人接触的过程中，有许多细节让我印象深刻，想起他们心里还会泛起一阵温暖。

这个病人叫赵金卉，52 岁，因为痛经十余年、阴道出血量多半月伴下腹痛一天入院，诊断子宫肌腺症、重度贫血、异常子宫出血、盆腔炎。其实，她的病情还是比较简单的，处理方式是有规范的，止血，纠正贫血，诊断性刮宫排除子宫内膜恶性病变，然后进行手术切除子宫。可是，一开始和病人沟通就很困难，病人因为怕痛拒绝行诊断性刮宫术，而且妇康片也拒绝服用。但是像她这样的疾病是需要快速止血的，不然贫血只会逐渐加重，需要输血甚至引起其他并发症。因为病人态度坚决，我们只能予以抗炎止血等常规处理。

她是三月二十三日住院的，我是三月二十四日接手的。三月二十四日下午赵金卉的老公到办公室来找医生，说她肚子疼，出血多，请医生去看看。我看了她的病史和各项检查结果，告诉他赵金卉需要做诊断性刮宫，不然我们也没有特别好的办法。这之前，其他同事已经告诉过我他们前面已经拒绝了相关治疗，和他们比较难沟通，而且赵金卉经常在病房里对她老公破口大骂，所以我对他的态度并不是很好，而且他看起来油腻腻脏兮兮的样子，我是有点外貌协会的。他听了我的话，愁眉苦脸地说他也知道应该这样做，不过她老婆脾气很急，肚子一疼一不舒服就骂人，他说的话她也不听，想让我去劝劝她。

就这样，我很无奈地跟他去了病房。我看见赵金卉愁眉苦脸地躺在病床上，捂着肚子蜷成一团，正在痛苦地呻吟着。她老公到了病房后赶紧走到她身边，去帮她揉肚子，然而赵金卉并不领情，马上就开口骂她老公。虽然他们说的家乡话我不能完全听懂，但是听懂的部分还是很难听。她老公也不回嘴也不生气，只是说我把医生请来帮你看，你别急，一会儿就好了。

我站在床边问了情况，出血多不多，肚子疼得怎么样，挂水以后症状有没有好转。她一一回答后，我了解到她的症状并没有好转，出血稍微少一点，但是和一般的月经比仍然很多。我就和她分析了一下情况，告诉她还是要先做刮宫，明确了诊断才能做下一步的处理。她听了也不理我，也不抬头看我，我尴尬地待了一会儿，只能说你考虑一下，想好了告诉我，要是准备好了刮宫，我们现在就做，然后就走了。

过了没几分钟，赵金卉的老公就来办公室，告诉我她同意做刮宫了，让我安排，然后还问是谁做，希望做的医生轻点，说他老婆很怕疼。我问他为什么又同意了。他说他说的话她是不听的，但医生说的她是要听的。

准备好了以后，我们就去产房做清宫。到产房后，我对赵金卉的老公说你出去等吧，在里面你也帮不了什么忙。他听到这里，很卑微地对我说，医生，辛苦你了，麻烦你多照顾一下我老婆，她虽然这把年纪了，但是没生过什么病，胆子很小，还很怕疼，你到时候轻点啊。然后就把手往衣服口袋里掏，掏出一个破破烂烂的钱包，从不多的几张红票子中拿了两张要给我。当时我有点生气，我想你什么意思？做个刮宫还给什么红包？是怕不给我红包我就不好好做吗？再说了你都这么困难了还给什么红包？我是差你这两百块钱的人吗？然后，我就训了他一顿把他赶了出去。

刮宫的过程很顺利，赵金卉也很配合，虽然一直在痛苦地呻吟，但是也没乱动，整个过程两三分钟就结束了。

刮宫以后出血明显减少，然后配合药物治疗，她的疼痛症状也明显缓解了，此后每次查房她的脸上都有了笑容，对医嘱的依从性也明显提高了很多。

因为她有中度贫血，除了药物纠正贫血，我们每次查房都叮嘱赵金卉的老公给她加强营养，她老公就经常来办公室问我什么东西补血，聊的次数多了就对他们的情况有了更多的了解。

赵金卉的老公是收破烂的，赵金卉平时就给他帮帮忙，家里有个儿子，省吃俭用，把儿子培养成了研究生，后来在银行工作，找的媳妇也是银行的，收入也很高，本来以为能享福了，结果儿子投资失败，损失了几百万元，家里的存款都还了债后还剩几十万元的欠款，所以老两口现在还在收破烂，日子过得并不富裕。儿子媳妇上班也很忙，没有时间来照顾他们，所以赵金卉生病都是老伴一个人照顾。

这也是我佩服他们的另外一点，虽然家里条件不好，但是赵金卉的老公从来不和我们抱怨钱的事情，从来不会说医生，我家没钱，你用点便宜的药，或者什么检查不要做了，倒是一直和我说，医生，你用好的药，让我老婆好得快点。他对老婆的三餐特别用心，都是他自己烧，三餐全送，每天上午来给老婆送完早饭，都要来办公室和我聊一会儿，主要就是告诉我，中午打算给老婆烧什么，怎么烧，问我营养够不够，能不能补血。到这时我对他们两口子的印象就完全改观了，经常会去看看他们，有时候还会开开赵金卉的玩笑，让她不要老是骂她老公，要对老公好点。因为我们发现，赵金卉舒服的时候也不骂医生也不骂护士，就只骂她老公一个人。

经过一个礼拜的治疗，她的症状完全缓解了，病理报告也没恶性细胞。综合她的情况考虑，我们建议她切除子宫，不然下次来月经还可能是这样，但是他们商量了以后还是拒绝了手术，因为赵金卉的老公担心她贫血还没好，做手术的话身体吃不消，要求先回家调养一段时间再手术。走之前，他要了我的电话号码。本来不太想给，因为我知道她下次来月经肯定有问题的，其实我很怕晚上或者休息时间接到病人的电话。但是看他的眼神，我又很难拒绝，最后还是给了。

电话号码给赵金卉的老公后，一直没有接到电话，直到有一天，我早上上班又看见了赵金卉的老公，才知道她昨晚又来住院了，这次依然是老毛病，准备做手术了。问问情况，说是已经肚子疼好几天了，熬不住了晚上急诊来住院了。我就很奇怪，问他怎么没打我电话。他说晚上不能打你电话，你白天也很忙，家里还有小孩，反正你白天要来上班的，一样的。当时我就特别感动，这样的一对老夫妻，没什么文化，但是会设身处地地为他人着想。

这个故事到这里就接近尾声了，后来给赵金卉做了子宫切除手术，手术很顺利，术后恢复过程也很好。在出院前他俩来办公室给我们全体医生送了一面锦旗，表达对我们的感谢。出院一个月后复查的时候，他来和我打了个招呼，告诉我赵金卉挺好的，也不贫血了，肚子也不疼了，身体好了以后也不经常骂他了！

自此以后，我再也没看见过他们，一次也没接到过他们的电话……

医生这个职业，有委屈有欢乐，有痛苦有温馨，我碰到过一个产妇的家属因为不愿意做检查，对我破口大骂半小时，说我就是个接生婆，就知道开检查单赚钱，就是个庸医；也碰到过病人看过我一次门诊后，辗转多家医院最后仍来我们医院住院，只是因为相信我；还有夜间值班的时候送来自己做的五香鸡蛋，一定要我吃两个的病人……不管碰到多么蛮不讲理、胡搅蛮缠的病人，我依然坚持到了现在，就是因为绝大多数病人还是善良的，能够看得到我们的付出，能够体恤我们的辛苦，他们一句温馨的话语，一句体贴的问候，就能够抚平我们受到的创伤。

昨天，院部人文学习结束之后碰到妇科的分诊护士肖老师，她对我说，孟医生，门诊上有好多人来找你。我问她，他们来找我干吗，她说，以前的门诊病人来找你看病，都问孟医生呢。

作为一名医生，我觉得这就够了！

（妇产科　孟晓燕）

在我听来，这是世界上最好听的声音

时至今日，我已在漫漫医学路上奔波二十余载，但对医学的热情从未消退过。一直觉得在妇产科工作是件很幸福的事情，每天都迎接着新生命的降临，听着他们最响亮的哭声，给怀胎十月的母亲带来喜悦、安慰，给一个个家庭带来希望。

在美国纽约东北部的撒拉纳克湖畔，镌刻着西方医生特鲁多的格言："有时去治愈，常常去帮助，总是去安慰。"这段铭文越过时空，久久地流传在人间，至今仍熠熠闪光。而我，在这个金色的秋天，又一次刻骨铭心地感悟了这段格言。

正如秋天是收获的季节一样，病房里每天都会"收获"许多可爱的小天使。和往常一样，这是一个忙碌的夜班，从下午五点接班开始，就感受到了小天使们迫不及待地想要来看看这个美丽的世界的热情。

当时针不紧不慢地走到晚间八点，我才有间歇稍作休息，感觉到肚子里发出了"咕噜——咕噜——"的抗议声，刚准备吃晚饭，病房里就传来了值班护士焦急的呼喊声："张医生，15 床病人的胎心突然掉到了九十几次，快来看看！"

脑海里一边回想 15 床的病情，一边条件反射地往病房里奔去。

小李，23 岁的年轻孕妈妈，两天前因为胎膜早破来我院保胎，才 33+1 周，这两天病情很平稳，怎么会突然胎心掉了呢？不会是……非常不愿去想心里的那个可能性（胎膜早破、孕周小、保胎中，突然胎心不好，脐带脱垂！！！），脚步不自觉地加快了。

来到小李的床边，就看到胎心依然只有九十几次，我有种不好的预感。她的丈夫小秦和他们的父母都在病房里，神情紧张，小李的妈妈看到我进入病房后立即焦急地说："张医生，你快来看看我女儿，这是怎么回事啊？"声音里已经带了哭腔。

赶紧给小李做了阴道检查，这下子我的心真提到了嗓子眼儿，这摸到的不是脐带又是什么！我赶紧蹲下来，上推胎头缓解脐带受压为孩子争取时间，我无比清楚地知道在这个紧急的时刻，时间就是生命！

来不及多想，一边叫护士小张呼叫值班的其他医生护士都来帮忙，通知手术室、新生儿科做好抢救准备，一边告诉产妇及家属，目前出现了脐带脱垂，宫口未开，胎心尚有，必须立即剖宫产把孩子取出来，不然就来不及了！

产妇小李慌乱了几秒钟，立即镇定下来，说一切听从医生的。她的丈夫红着眼眶看着我说："张医生，我们这孩子才 33+1 周，出来能行吗？"我不得不告诉小秦事实的真相："小秦，现在的情况非常危急，孩子出来了可能伴随着一系列的并发症，影响生存。但是，只要有一线希望，不管是我们医护人员还是你们家属，都要尽自己最大的努力。"我隐隐听到门外几位老人的抽泣声。小夫妻俩很果断，立即达成了马上手术的共识。

我不敢耽误一秒钟，弓着背，几乎是趴在产妇床上，一手顶着胎头，急步跟着平车迅速把小李送入手术室做急诊手术。一直到孩子出来，我才站了起来，腿已经麻了，左边的胳膊突然传来了剧烈的痛感，原来是刚才出病房门时胳膊撞到了门上却浑然不觉。

这是一个 1800 g 的男孩儿！窒息！抢救！这个弱小的孩子终于发出了一声响亮的啼哭。在我听来，这是世界上最好听的声音。孩子哭了，我悬着的一颗心终于放下了。手术室的这个房间里，在场的每一个人脸上都绽放开心的笑容，眼睛里都闪着泪花。

刚才那场与死神的赛跑，我们赢了！

这时，我深吸了一口气，让自己紧绷的神经稍微放松一下，发现除了左胳膊痛，后背也微微发凉。在这深秋的夜晚，我的衣服早已经被汗水浸透了。走出手术室，门外四位老人正在等候，由于孩子太小，我让小秦去办理将孩子转市母子中心的手续。小李的母亲激动地抓住我的双手，有些颤抖，不停地说着感激的话。在这短短的一个小时不到的时间里，这位母亲仿佛一下子苍老了许多。

后面的几天，我每天都要去询问一下孩子的情况，同时也天天为孩子祈祷，只盼老天垂青于他，让他能够平平安安地出院，在全家人的呵护下幸福成长。

（妇产科 张胜英）

最美的歌声，回荡在病区

转眼在德江妇幼保健院的支医工作已经有一个月了，在妇科的工作及手术也相继开展了起来。今日临近下班，妇科病区来了一对特殊的母女。在门诊医生的陪同下，只见一位中年妇女手拉着一位年迈的老奶奶的手，来到了我们妇科医生办公室。

门诊医生介绍道：“刘老师，患者是这位中年妇女的母亲刘奶奶，刘奶奶今年 70 岁，上环有二十多年，要求取环。心电图提示：窦性心动过速，左束支传导阻滞。想请你帮忙看看。”

仔细打量了一下面前的老人家，见她面色红润，声音洪亮，精神矍铄，但是脸上流露出焦急的神情，想必已经跑了好多家医院。

“刘奶奶，您平常身体好吗？有没有什么高血压等基础疾病，有没有在服什么药物？”我看着老人朴实的眼睛关切地问，见老人似未听懂我的话，我转头看向她女儿继续询问。

“平时上楼、爬坡累不累？喘不喘？”

“夜间休息好吗？能不能平睡？”

“啥不舒服也没有，身体好着呢，没有什么病。”母女俩几乎是异口同声地回答。

一边询问病情，一边让护士帮忙测了即时血压 150/90 mmHg。

面对这样一位老年患者，我首先想到的是老人的基本身体状况，有没有高血压、冠心病、心血管系统方面的基础疾病，能不能耐受手术。

老人用方言说的一些她平日里的作息活动，虽然我听不太懂，但是听她女儿和旁边的医生翻译，大概意思是老人家一直身体很好，目前还在务农干活。

“那你做心电图的时候是不是很匆忙？没有来得及休息，要不你再复查一下吧。”作为医生，首先要排除其他干扰因素。

“门诊盆腔摄片提示宫内有圆形节育器。”门诊医生补充道。二十多年前我国节育器种类比较单一，大多数地区放置的都是圆形金属节育器。

“那我先帮你做一个妇科检查，看看宫颈及妇科情况吧。”绝经后妇女子宫萎缩，宫颈缩短展平，宫口变小致使取环难度增加，想起上周刚刚为一位60多岁的老人家取环的情景，现在还有点余悸。

“刘老师，这个患者的宫颈条件比你上周取环的那个患者要好些，宫口不像那个患者偏向一侧暴露困难。”门诊医生似乎一下就了解了我的顾虑，连忙回答。

“我还是检查了再说吧。”

多年来的工作习惯，我必须亲自检查患者。通过检查发现，患者宫颈、子宫已经萎缩，但宫颈整体感觉比前一个患者的宫颈条件要好些。我建议患者复查一下心电图再说，同时给她取了白带送化验。

很快，患者和家属带着心电图结果返回了办公室——窦性心律 75 次 / 分，左束支传导阻滞。结合患者的基本情况，考虑手术时间较短，估计她可耐受手术。

我在心里默默地思考着。突然间我看到了患者手中一起拿着的挂号单：刘奶奶，年龄 80 岁。什么情况？不是 70 岁吗？我连忙问她和家属，具体年龄多大。

“是办身份证时弄错了，她只有 70 岁。”

“你绝经多少年了？生过几个孩子？最小的孩子几岁？上环是在最小的孩子几岁时上的？”一连串问题从我脑中蹦出来，因为是门诊医生带来并提供的病史，最初我没有仔细询问，看到了年龄，我不由得紧张起来。

根据老人讲述，她生过五个小孩，最小的孩子老人家不记得具体时间了，娘俩一起在我的提示下，和我一起推算上环和绝经时间。推算出老人家 43 岁生末子，然后上环，后来绝经，时间倒也能对得上，并且在农村身份证登记错误倒也是经常有听说过。

“绝经后取环，由于卵巢功能衰退，雌激素分泌降低，致使子宫萎缩，宫颈变硬，缺乏弹性，宫口扩张困难，给取环手术带来诸多不确定因素。”术前口服补佳乐或米非司酮、米索前列醇，改善宫颈条件，提高取环成功率。

面对这样的老年患者，我考虑到了上面这些因素。

“你家住在哪里？离我们医院有多远？交通方便吗？”眼看着临近下班，考虑手术的诸多问题，我不禁问道。

“大概四十公里。”她们连忙回答，“明天可以取的话，我们今晚就不回去了，可以去亲戚家借宿。”言下之意能够感觉到，只要能够答应在这里取环，就已经很开心了。四十公里的山路，70 岁的老人要往返几趟。我有些不忍。让她回去吃药，我又有些担心药物副作用不适，老人就医不便，不能及时来院。犹豫片刻，看着母女俩期盼的眼神，我决定即刻给她取环。

检查基本正常，签订好手术同意书，我重点向母女俩强调了手术失败的风险。看着老人坚定而充满信心的眼神，我告诉自己，只许成功，不许失败！

术中心电监护，吸氧，准备好急救药品，做好患者安抚工作，消除紧张情绪，交代助手严密监测患者情况，如有异常立即停止手术。

滴答滴答……操作间的时钟静静地走着，手术紧张地进行着。

整个过程老人非常配合，状态放松，手术非常顺利。当我们告知老太太手术成功时，老人家笑开了花。

当医护人员把洗干净的节育器拿给她女儿看时，她几乎是冲进操作间，挎起我的胳膊激动地对我说的第一句话竟然是“你知道她今年多大了吗”。

“她今年已经 86 岁了！”她得意地说。

“86 岁！”我和在场的医护人员瞬间蒙了。

“我有 86 岁了。”老人家也开心地强调道，一点都看不出有取环后的不适。

“医生，真对不起，我们之前骗了您，因为陪她去了几次医院，因为年龄大了，都不愿给她取环，所以没办法，我们只好骗了您。”

她女儿满是愧疚地拉着我的手说。

“太谢谢你了！”娘俩拉着我的手迟迟不肯松开。

我已经明白了缘由，并没有责怪她们，完全理解她们。我现在最关心的是老人家手术后有没有不舒服。

“我妈妈一年前查出来有高血压，吃了几天药就停了，后来没有检查过，也没有不舒服。”掩饰不住心中的喜悦，老人的女儿补充道。

“我建议回去一定要马上带你妈妈去综合医院的内科看看，做一些必要的检查，明确诊断，对症治疗。”交代完取环后的注意事项，我仍然不停地叮咛老人的女儿不能忽视血压和心脏疾病。

“医生，太谢谢您了。我来给您唱首歌表示感谢吧。”老人家激动地拉着我的手对我说，眼中满是光彩。

“我们村里人都喜欢听我唱歌，我一唱歌，她们都会鼓掌的……我以前是妇女主任……”老人家开心地说。

“过去是吃不饱穿不暖，现在月月都有低保钱。那时候，老小社员都不好过，上次那个同志来，是我唱给大家听，才关心我们这批老年人！面前这个好医师，好比天仙来下凡，救灾救病救群众，是我土家人的活菩萨哎。”老人泪花闪烁，娓娓道来。

“天上罗君地上沙，我又当爹来又当妈，金鸡常在外边跑，我娘家那边是小康家，我先生儿子后生花（姑娘）……”

病区里响起了老人自编的土家歌谣，热情的唱词，悠扬的曲调，她用最真诚淳朴的方式感谢我们，用最美的歌声歌颂现在的美好生活，感谢党，感谢政府。

身边的同事告诉我，用歌声表达感谢，是当地土家族的最高礼节。

余音袅袅，回荡在病区，引来了无数驻足聆听的住院患者及家属。最美的歌声，仿佛穿越时空，将大家带到了一个温暖而平和的大家庭里，仿佛一切病痛都将随风而去，只留下幸福和爱……

大家一起为老人鼓掌，俨然都被她的歌声打动了。母女俩一直久久地握着我的手不肯松开，再三邀请我去她家里做客。隔天，还打电话告诉我，取环当晚老人便高高兴兴地去听歌，第二天还去集市上卖菜，身体没有丝毫不适。之后经常打电话来，多次盛情邀请我们去做客，还关切地询问我支边的归期，要提前来医院看我。我感受到了前所未有的来自患者内心深处的感激之情。

医者仁心，患者的平安与幸福，是我们最大的期待。未来的路还很长，心中的歌永在！

（妇产科　刘娟）

抗癌斗士，微笑使者

初见老凌，是在那一年的岁末除夕，一位有点儿倔强的小老头，在老伴的陪同下，来到了住院部办理住院手续。庄稼人的沧桑深深地镌刻在他脸上那一道道皱纹里，他的眼里却闪着矍铄的光，让人明显感觉到他的坚韧和执着。

“我根本就没什么病，非要我来住院，我身体好得很，每天锻炼身体，以前能做一百个俯卧撑。”老凌一边抱怨着，一边不情愿地被老伴半推半拉地带到了护士站前。

“大过年的，住什么院，多不吉利，”老凌说道，“回去回去，过了年再来看也不迟。我不过就是肚子有点胀，大便不太通畅，回去吃点药就好了，没必要住院的，我不住院。”老凌调高了嗓门，对着护士说。

原本春节期间悠闲的上班节奏，被老凌的到来而打破了。我闻声来到老凌面前，他见到我后，急躁的情绪也瞬间缓和了许多，对我表现出了不同于其他人的尊敬。看得出来，是发自内心的对于医生的尊敬，从他见到我起，就表现得很配合，他的眼里似乎看到了希望。

直觉告诉我，眼前的老凌确实遇到了问题，他自己应该意识到身体出现了状况。60岁老年男性，无腹部手术史，大便习惯改变一年余，腹胀伴肛门停止排气排便十天，半年内消瘦了三十斤……我的职业敏感告诉我，结肠恶性肿瘤！而接下来的检查，也印证了我的判断，肠镜检查病理诊断：升结肠腺癌，而且CT提示肿瘤临床分期系中晚期！

在术前准备的那几天，老凌都非常配合，各项检查有序进行。每天早上总能看到老凌在病区走道里来回走路，把腿架在窗台上做着压腿，兴致高了嘴里还会哼一些小曲儿。他经常跑到隔壁病房，跟一些病人聊天，偶尔还跟护士们说说笑话，脸上始终笑盈盈的，活脱脱一个乐天派。这应该就是老凌的特质吧。

可能是入院那天我接诊的缘故，我和老凌讲话也很投机，交流也多了起来。从我们的交流中得知，老凌年轻的时候家里穷，小学只读到三年级就辍学在家，但是通过自己的努力，读书看报没有任何障碍，特别是算账算得很快，年轻的时候还在村大队部帮忙当过会计。为了生活，他走南闯北，做过木匠，当过工人，后来回到家乡，找了个老伴，日子也慢慢过得安稳了。只是老伴是个文盲，不识字，只能靠打打零工赚点生活费，家里主要开销还是靠老凌在外打拼，维持着一个家庭的生计。虽然平时工作苦点累点，但老伴把家打理得井井有条，生活倒也舒心安逸。

手术前一天晚上，老凌敲开了医生办公室的门："姚医生，今天你值班啊，没事的话陪我聊聊天吧。"

这一次，老凌脸上并没有太多的笑容，我能感觉到他的不安与焦虑。

“我还能活多久？”

一进门，老凌突然问我，我一时竟被他问得不知所措。随即，他更像是在安抚我一般说：“其实我是什么毛病，自己心里清楚得很，你们大家都瞒着我也没这个必要。这么多年的风风雨雨都过来了，我扛得住！”笑容再次爬上了他的脸庞。

那天晚上，我和老凌聊得很晚，天南地北地扯，讲他当年的打工趣事，聊他看过的武侠小说，还有老伴对他的不离不弃……却对他的病情没有再提及一个字。

末了，我看时间不早了，便提出让他早点休息，明天安心接受手术治疗。临走前，老凌对我说了一句话：“毛主席说过‘人定胜天’，我老凌也一定能战胜癌魔！”像是在安慰我之前的不知所措，却也是在表达自己战胜病魔的决心和信心。

看着他的背影，我能察觉老凌整个人都变轻松了。看得出来，老凌的那股子“倔强”劲儿又上来了。但面对这样的“倔强”，没有一个医生会感到厌恶，因为它是积极的，是正面的，是我们医生最希望看到的。

癌症固然可怕，但恐癌的心理比疾病本身更加具有杀伤力。很多患者确诊癌症之后就一蹶不振，与病魔抗争的战斗还没打响，战斗力已经削减了大半，心理防线被攻破，加速了生命的终结。突然觉得，老凌就像一个战士，是在疾病面前顽强抗争的斗士，虽然敌人强大，但他拥有必胜的信念，坚持战斗，相信胜利就在前方。

手术当天一早，老凌像往常一样锻炼身体，还特地洗了个头，把拉碴的胡子刮得干干净净，静静地等待手术的那一刻，表现得从容淡定。一旁的老伴却显得格外紧张，摩挲着双手。躺在手术室平车上的老凌，安慰着老伴道："我的命大，放心吧，一定可以战胜疾病的。"

站在手术台上的我，面对着老凌的决心和信心，真心希望能够帮助他彻底解除病痛。然而，开腹后的结果却令人沮丧，肿瘤已经侵犯肠管全层。更让人绝望的是，腹盆腔可以触及无数粟粒样的小结节，这就意味着，肿瘤已经在整个腹腔播散，手术已无法达到根治的目的。

整个手术过程虽然顺利，但是我们都为老凌感到惋惜，如果早来那么半年时间，可能结局就不会是现在这个样子。面对老凌麻醉苏醒后的询问，我不知道应该如何回答。与家属沟通后，决定先不告诉老凌腹腔转移的情况，我们希望给他最大的信心，激发他顽强的斗志。

术后的恢复过程出奇的顺利，这可能也与老凌积极的心态和坚韧的意志有着密切的关系。积极配合医生的治疗，术后早期锻炼，三天下床活动，七天进食解大便，第十天的时候，老凌看上去已经完全恢复了。虽然肿瘤已到了Ⅳ期（晚期），但是我们都希望最大限度地延长老凌的生命。

对于化疗，与老凌沟通得非常顺利，三周一次化疗，一共八次，半年时间，化疗药物的毒副作用，对人的影响还是非常大的，恶心呕吐、食欲不振、手脚麻木、肝功能损害、粒细胞减少……面对这些即将到来的困难，老凌丝毫没有畏惧，欣然接受了我们的化疗方案。

化疗开始之后，老凌的化疗反应还是相当重的，恶心呕吐情况比较严重，但是老凌坚持每日三餐吃完，呕吐后继续加餐。他说："人是铁饭是钢，我要多加强营养，才有好的体质打败肿瘤。"

病房里又响起老凌的小曲声，他与他的病友们讲述着如何与病魔做斗争，像一名获胜的斗士，讲述着他的战斗经历。

"我现在能做三十个俯卧撑了。"

"这次回去后我能做五十个俯卧撑了。"

"现在我可以一口气做八十个俯卧撑了，还拉单杠五十个！"

每次老凌来住院化疗，都要事先跟我汇报他的锻炼成果，这更是在向病魔宣战。整个化疗疗程结束，复查 CT 和各项血液指标显示，老凌在抗癌战场上，取得了初步的胜利。

接下来的一段时间里，老凌每隔三个月来医院做一次全面体检，看到他的精神越来越好，我们也麻痹了意识，认为老凌的肿瘤已经得到了控制。然而，肿瘤细胞可不会这么想，在术后第十五个月，肿瘤细胞又发起了疯狂的进攻。

再次见到老凌的时候，感觉他明显消瘦了，但精神还是很好，消瘦导致颧骨异常突出，但是脸上的笑容依然灿烂。

"姚医生啊，这次恐怕真的不行了，"老凌半开玩笑地说，"我杀不死它们，它们就要把我杀死了。人固有一死，老凌我活了这么些年，要感谢国家感谢党啊。"老凌不等我开口，便先说了一大堆话。

我们想继续让老凌尝试二线化疗方案，但经过三次大剂量化疗药物治疗，效果甚微，老凌的身体状况也是每况愈下。

“老凌我这辈子也算值了，享受到了幸福的生活，只是放心不下家里的老太婆啊，文盲一个。”

老凌决定放弃继续化疗，回家陪家人好好过最后的日子。

“我老凌不怕死，我要和癌症斗争到底，就算是死也要笑着离开！”

这是老凌离开医院前跟我说的最后一句话，他是笑着对我说的，转身离开的背影坚毅而又决绝。

病人来去匆匆，时光兜转流逝，当我已经快将老凌遗忘的时候，我做了一个梦，梦中的老凌微笑着对我说：“姚医生，谢谢你们对我的照顾，我的病好了，我要走了，再见！”

老凌的笑容安详，转身走得潇洒。

第二天一早，我给老凌打了个电话，电话是他老伴接的，她告诉我，老凌走了，走的时候脸上带着笑容。

老凌走了，兑现了自己的承诺，带着微笑离开了。天堂中没有病痛，愿老凌能成为微笑使者，带领所有与病魔做斗争的人们，微笑着面对疾病，微笑着面对人生！

（普外科　姚宗浠）

面对这位“特殊”患者，我们责无旁贷

为医者，需要有一颗仁心，需要有担当及高度的责任心，需要不辞辛劳地付出，目的只有一个，那就是尽最大努力服务好每一位患者！按照不同角度，全方位、多角度的对待每一位患者，真正以患者为中心，用心、用情与患者沟通，这样才能更好地、更和谐地从事好这份神圣的医疗事业！

记得那还是两年多前的一个晚上，我刚吃好晚饭不久，一阵急促的电话铃声响起，打破了黑夜的寂静！电话那头是妇科传来的紧急会诊事宜：有个河南来苏州的 21 岁年轻女患者，因下腹痛伴感染、腹膜炎体征、发热住入我院妇科，经妇科医生行后穹窿穿刺抽出大量灰黄色、混浊伴恶臭味脓性液体，患者病情不容乐观，处于严重感染、轻度休克体征，不排除存在普外科情况所致的腹膜炎，请求紧急会诊处理。

于是，我即刻奔赴医院妇科病房，第一时间来到妇科医生办公室。虽然已是晚上七点多了，但病房及医生办公室仍然灯火通明，值班医生、患者首诊医生、患者所处组里的副主任医师、科主任等均处于紧张而有序的工作状态中。经过简单了解患者病情后，我立即来到了患者的身边。由于床位紧张，患者的床位是走廊中的一张加床，还没有走到她的身边，就听到监护仪器传来的持续的报警声和患者发出的呻吟声，我的心里泛起了一阵不祥的预感。我加快了脚步，赶紧走到病床前，见到一位年轻女性患者正斜靠在走廊的加床上，脸色苍白，持续呻吟着，床旁的监护仪正实时发出警报声，床旁站着一位年轻的男性，一脸茫然无奈，但又透露出些许焦急！

经过简单的交谈得知，患者夫妇刚来苏州一周，准备在苏州打工，但目前工作未找到，妻子却因病住院了，本次住院仅缴了五百元，身上基本上就没有钱了，在苏州没有亲戚朋友，更无从准备后续的治疗费用。患者本人因为没有本地医保、没有工作以及经济困难等原因，已经拖延了五天，在腹痛、发热无法忍受的情况下，才来我院急诊。

经过病史询问、详尽的查体，结合患者目前监护仪数据情况，我考虑她患了急性弥漫性腹膜炎，原因待定，不排除急性坏疽性阑尾炎伴穿孔可能。但是由于患者目前费用成为问题，丈夫又不能决定，本来可以迅速开展的工作，变成了漫长而焦急的等待！

“你是患者的丈夫吧？”我问 。

“是的。”患者丈夫说。

“你知道你妻子病情的严重程度吗？”我问。

患者丈夫一脸茫然地看着我，缓慢地摇摇头，似乎略带怀疑。

我说：“你妻子目前是急性弥漫性腹膜炎、感染性休克，具体病因尚不能完全明确，但需要行急诊剖腹探查术，刻不容缓，而且费用较贵，后期极有可能发生腹腔粘连、炎性肠梗阻、切口感染、腹盆腔残余脓肿形成，甚至有危及生命的可能！”

“是的，你需要即刻准备费用，而且费用较大，目前预估需要数万元，后续需要根据病情再定。你也需要立即做决定，积极配合治疗，不能拖延！”妇科相关主诊医师及科主任也在一旁重复告知其病情及严重性。

但令我们意想不到的是，患者本人几乎没有什么反应，而且更为意外的是患者丈夫更加无动于衷，他站在患者的床边，操着河南本地方言似乎在跟其他家属汇报着什么。时间在一分一秒地流逝，患者及其丈夫仍然无动于衷！患者丈夫通过多次与其父亲沟通后，竟然对我来了句：“你们是不是在骗我们？！病情怎么可能那么重？我们在这里没有亲戚朋友，没有医保，也没有钱，我们也不知道怎么办！我们能不能回河南老家去治？”

“回河南老家？需要多久？怎么去？”

此刻，距离我刚到妇科时已经过去了近一个小时，虽然院方的各种转科手续、术前各种签字告知、知情同意书等材料已经准备妥当，但患者竟然还没有确定是否在我院接受诊治，还在为费用犹豫不决，甚至还怀疑我们的诊疗过程是否存在欺骗！再等下去，后果将不堪设想！

我和相关妇科主诊医师一起再次找到患者丈夫，决定再次郑重、详尽地告知患者丈夫病情，提供医院最大的帮助！我再次语重心长地与患者丈夫沟通，并努力安慰他：“你们目前先不考虑费用问题，患者病情确实危重，病情一直在加重，腹腔炎症在进一步发展，感染性休克病情在加重，你必须明白这个现状，一定要积极配合治疗，否则再拖延下去，后果真的不堪设想，很可能危及生命了，生命是不可重复的啊！

“我郑重表态，作为你们的主治医师，我会汇报医院主要领导，尽一切可能为你们减免一些费用，作为医生，我一定尽心尽力！我们会开通绿色通道，避免因费用问题而延误治疗。”患者丈夫此时双眼噙着泪水，点着头激动地说：“让我再最后跟我们的双方父母做一次沟通，然后就签字手术。你们放心，费用我们会尽量凑齐的。”

患者丈夫回到病人床边时，病房的许多患者也一齐过来劝慰患者夫妻俩，夫妻俩此时也表示理解，并表示一定积极配合院方。此后，我们以最快的速度做好术前准备，迅速把这位“特殊”患者送进了手术室。

从上台手术开始，时间已是晚上十点十分，至手术结束，时间已是次日凌晨一点二十分，手术历时三小时余，术中妇科、普外科、麻醉科、护理部等多个团队一起努力，终于顺利完成手术。术中探查发现患者系盆位阑尾，坏疽性阑尾炎伴穿孔，急性弥漫性腹膜炎，腹盆腔内存在大量恶臭味脓性液体，因此放置了多根腹盆腔引流管。

术后第一时间与患者丈夫沟通病情，且告知其术后可能发生的并发症，患者丈夫表示理解并签字，再次表示等天明会积极筹措费用。我也告知他医院已为其开通了绿色通道，并尽力减免一部分医疗费用，不会因为欠费而耽误治疗。患者丈夫再次深表感谢，并紧握着我的手道谢，还为之前的不信任及犹豫抱歉。

“我完全能理解你们的难处，我们大家尽力，希望一切都会好起来！”我说。

此刻，患者丈夫的眼睛湿润了。

此后，我每天都要好几次去ICU查房，每天一到医院第一时间就是关注患者的病情。经过两天的积极治疗，患者的病情及一般状况有所好转，但仍持续发热。后经过综合分析、判断，考虑存在切口感染可能，给予切口敞开、换药、引流，我每天都亲自为患者的切口换药多次。患者夫妻俩每次都要向我表示感谢，看到他们嘴角边的笑意，我感觉自己的一切劳累忙碌都非常值得。

其后患者丈夫承诺的费用也逐步分批、分期到账，患者病情也处于逐步恢复中，从ICU转到了普外科的普通病房。最终，患者在住院十天后，考虑费用、家庭照顾方便等原因，决定回河南当地治疗，我为他们准备了一份详细的患者资料介绍，以及患者后续需要如何治疗的介绍。考虑到患者在当地农村医疗保险报销的需要，我为其第一时间准备了所有可以复印的病史资料，以免患者家属再次因报销问题而重复往返苏州。我还留了自己的手机号码给患者，让其后续有任何问题都可以随时联系我，也欢迎其康复后再次来苏州工作。

出院当天，患者丈夫结完账，办理好出院手续，又到我门诊来了一次，一来向我表示真诚的感谢，二来他向我提了一个要求，表示目前妻子切口敷料已浸湿，问我能否帮她免费做切口换药治疗。我一听，立即笑着说：“当然没有问题！等我门诊结束，马上去病房给你夫人换药！你放心！”患者丈夫的眼圈又红了。

门诊结束我回到病房后，立即给患者腹部切口处更换了最后一次敷料，考虑到患者回河南当地的路上时间较长，特地多覆盖了一些敷料，用腹带固定牢靠，以免敷料浸湿脱落。同时，我再次交代了患者路上及回当地治疗的注意事项，告知有事请随时打我手机。

目送患者夫妇俩离开病房后，我也不免被这一幕感动：从患者及其家属的怀疑、担心费用问题、茫然无奈开始，到最后恢复相对顺利、大家尽心尽力帮助、为其减免费用、开通绿色通道，再到全程全力以赴的治疗、最后患者及其家人发自内心的认可、感谢，等等，一切的一切，都表明了医患之间完全是可以和谐相处的，医患之间是完全可以做到一家亲的。只要你用心对待，多方位、多角度、将心比心地换位思考和处理问题，一切困难都会变得简单起来，冰冷的医患关系也会变得温馨、和谐！

（普外科 居建祥）

每一个伤口背后，都有一个心酸感人的故事

那天上午我在门诊，来了一位左脚套着马甲袋的特殊患者，由家人推着轮椅，在换药室等候。

这位老先生姓陈，今年 81 岁，患有糖尿病三十余年，由于血糖控制不太好，出现了并发症，六年前右足破溃感染加重，毒素进入体内，出现寒战发热现象，予抗生素治疗不见好转，最后为挽救生命行右小腿截肢。截肢后陈老先生身体还算硬朗，戴着假肢还能出去散散步，生活能自理。

一年前，陈老先生左脚第二趾坏疽变黑，逐渐渗液流脓并伴有恶臭。陈老先生家人看到这样的情况，都很着急，赶紧去当地医院就诊。医生告诉他们，这是糖尿病足，是糖尿病的一种并发症，目前已经坏疽感染，血糖又控制不好，我们这边看不了，你们还是到大医院去看看吧。

因为陈老先生左足感染较重，必须手术清创换药，年纪太大，血糖控制不好，手术麻醉不一定能耐受，并且清创后伤口能否愈合还是未知数。如果选择截肢，血糖控制不好，切口不能愈合怎么办？

几经周转，看了多家医院，都婉拒陈老先生住院治疗，建议

先门诊换药治疗。由于伤口渗液较多，需每天去医院换药，不管刮风下雨，陈老先生一家人都在坚持着。

陈老先生听说我院骨科治疗慢性伤口有很好的疗效，便慕名而来。病人的信任让我很感动，在询问病情时，正好骨科主任孙春华查完房来到门诊，我就让孙主任看一下这位老先生。

“老先生，让我来看看你的伤口怎么样。”孙主任和蔼地说。

“是主任啊，您最好戴两层口罩，我的伤口味道有点大，真的不好意思啊。”老先生怕伤口的臭味影响别人，左脚足足包了三层马甲袋。

孙主任戴好手套，解开一层层马甲袋，整个左脚包着厚厚的纱布，纱布已经全部湿透，伴有强烈的恶臭。去除纱布敷料探查，发现陈老先生左脚第二、第三足趾坏死，有多个伤口渗液，大量坏死组织，整个足底全部感染，称得上是千疮百孔。

“老先生目前的左脚感染情况较重，拖的时间有点长了。”孙主任对守候在一旁的家属说。

“孙主任，不是我们小辈不肯给老爷子看病，我们跑了苏州好几家大医院，他们也没有好的办法，都要求截肢，如果截肢了，伤口长不好又非常麻烦，并且老爷子不愿意截肢，右小腿已经截掉了，如果左脚再截掉，他只能一直卧床了。孙主任，我们也是经别人介绍过来的，听说你们治疗伤口感染很厉害，请您帮帮忙，一定要收我们住院，看能不能保住我父亲的另一只脚。”陈老先生的儿子略显激动地说道。

“好的，你们不要太着急，我先帮你们联系床位住下来，等检查结果出来，评估老爷子的系统状况，我们再制定合适的治疗方案，你们看好不好？”

“孙主任，看到您不顾我父亲伤口的恶臭，亲自查看伤口，还安排住院，我们非常感动。不管我父亲的腿看得好还是看不好，我们都衷心感谢您。”

孙主任温和地说：“不用谢，用心对待每一个患者，这是我们应该做的事，而有了你们的信任，我们就可以齐心协力共同对抗病魔了。治疗慢性伤口感染，我们有自己年轻医生发明的‘毛毛虫’引流管，效果非常好，已经治好了几十例像陈老先生这样的患者了，所以请你们放心，住下来后，我们会尽全力的。”

“谢谢，谢谢！”陈老先生紧紧握着孙主任的手，久久不肯放手。

看着这一幕，我很感动。我知道，每一个慢性伤口的背后，都有一个令人心酸而又感人的故事，也正因为如此，我们吴医骨科团队一直在努力，为了这些需要治愈的弱势群体而坚守！

（骨科　翟延荣）

只有感同身受了，才能做得更好

都说事情不发生在自己身上的时候，是无法真正感受到当事人的情绪的。确实，进入临床工作已经是第三个年头了，每天都会遇到乳房肿块患者，对于那些怀疑恶性的患者，最多是报以同情之心，并不能切身体会她们当下那种害怕、无助和紧张的心情。

这天一早，一个陌生人加我微信，我以为跟往常一样是一些广告推销，就没管。过了一会儿，我爸急吼吼地给我打来电话，说你金阿姨去医院体检好像有点问题，加你微信了，你通过一下。这才发现原来是她。

通过好友之后也没有过多的寒暄，她就把她的乳腺钼靶报告发了过来，报告上写着“左乳钙化，CA”。我还没来得及给她回复，她就打来了电话，听得出来她很紧张，一个劲儿地问我要不要紧，是良性还是恶性。

可是，单凭一张报告单我也没法给她什么答复。她说当地医生跟她说可以暂时不处理，半年后复查，可是她自己上网查了一下，说有 20% 的恶性可能，所以她很焦虑。

此刻，我也不知道该如何安慰她，因为她说得没错，的确恶性可能虽然不大，但不能排除。我只能反过来告诉她，虽然有 20%

的可能性不好，但 80% 可能是好的呀。她还是很不放心，当即决定第二天一早就来苏州找我办住院，做进一步检查，明确是否需要手术。

果然，第二天一大早，我的闹钟还没响，金阿姨一行就已经早早到医院门诊等我了。我赶紧起来冲到医院，把她带来的乳房钼靶片子仔细看了看，心里咯噔一下，这个钙化说很明显不好嘛也不太像，但总归看着很不舒服，不会那么倒霉真是个恶性的东西吧。一时之间，我也觉着有点蒙了。

换作平时，我是断不会有这种感觉的，可能是因为熟人的缘故吧。那个早上，我忙完手头上的事，就带着她去做各项检查，然后带着检查报告去门诊找我们甲乳外科的李主任，我也像个什么都不懂的家属一样，一直用祈求的眼神看着李主任，希望她能告诉我们这个到底是好还是不好。李主任看了片子查了病人后，意思也是做了病理再说，因为目前确实很难判断性质。

嗯，那就只能准备开刀了。下午，我把术前一套文件全都打印出来，自己在办公室里待了好一会儿，才鼓足勇气去和她谈话。

金阿姨今年才 39 岁，长得非常漂亮，有一个儿子正在上高三，再过几个月就要参加高考了。她先生是做工程的，对她百依百顺，她又是家里的独生女，用我妈的话说，她从小到大一直过着衣食无忧的生活。我整理好情绪去她床位准备术前谈话，进去时，她正在跟她先生和婆婆商量着什么事情，一看眼睛就知道是哭过的。

我故作镇静地走过去，拍了拍金阿姨的肩膀说："别紧张嘛，还不一定是不好的，怎么现在就开始这么伤感。"他们就笑笑，随便东拉西扯了几句。还没等我开口讲手术的事，金阿姨就先跟我说了："如果我这个病真的是不好的话，乳房是不是不能保了？那能活几年呢？要化疗吗？是不是头发都要掉光了？其他地方会不会也有转移？"一个接着一个问题抛过来，弄得我措手不及，只能深吸一口气，慢慢跟她讲手术的事。

谈完话回到办公室，心里一直默默祈祷，但愿是良性的。没过一会儿，她先生就过来了，看得出很紧张，但又故作镇定，问我："恶性的可能性大不大，如果是恶性的，能不能先瞒住她不让她知道，她的身体能不能吃得消后续的治疗？"我又耐心地一个一个地回答他的问题，嘴上在安慰他，自己心里却也是七上八下的。下班前，我又去看了金阿姨两次，她表面上很坦然，跟我说说笑笑，我也陪她嘻嘻哈哈。

到了手术这一天，金阿姨家里来了十几个亲戚朋友。麻醉前，她拉着我的手说："丫头，如果是恶性的，就直接把乳房全部拿掉好了，没事的，我很看得开的。"反倒像在安慰我一样。我跟着李主任一起，先把肿块取出来送了快速病理。从来没有哪一次手术中等待快速病理结果的感觉是如此的漫长，像是过了半个世纪一样。

终于，电话铃声响了，电话那头传来病理科汪主任清晰的声音——"癌"。那一瞬间，不知道为什么，我有种想把手上手术钳摔在地上的冲动。可没有办法，还是要接受现实。李主任出去和家属谈话，我心情沉重地默默跟在后面，看到她先生听到"癌"这个字的时候，身子猛地震了一下，之后主任的谈话他一直机械地在“嗯嗯”点着头，也不知道听进去了多少。

庆幸的是，手术过程很顺利，病理类型也属于很早期，术后恢复得也不错。到了快出院的时候，金阿姨又拉着我对我说，她已经好几个晚上没睡好了，总觉得像是一场噩梦一样，忍不住去想以后该怎么办，只能一个人偷偷地流泪。此刻，我的心情很沉重，也感觉很无助，只能一个劲儿地安慰她说毛病是早期的，不需要化疗和放疗，发现得早是十分幸运的，让她不要太担心。

这是我工作以来第一次有这种无助和紧张感，通过这件事情，让我深切体会到了患者及家属在术前术后的那种复杂心理变化，是我们平时难以体验的。今后的工作中，我要学会换位思考，只有这样，才能更好地体验他们的内心，才能更好地对病人给予安慰，才能让病人安心地手术，在平和的心态中尽快恢复健康。

是的，只有感同身受了，才能做得更好。

（甲乳外科　殷蕾）

与我同龄的姑娘，你的勇气感动着我

初次见到她，是一个普通的日子。与平时一样，我坐在电脑前开医嘱，办出院，查看病床上病人的检验报告单。新入院的她，给我的第一印象是一个活泼可爱的小姑娘，然而仔细一问，才知道她的年纪与我一样大。

“是赵医生吗？”

一个轻柔的声音在我的耳边响起。我抬起头来，看到了一张青春的女学生的脸，一副大眼镜架在鼻梁上，满含期待地看着我。

我“嗯”了一声，简单问了一下病史。当我拿起她的乳房彩超报告单的时候，看到“边界欠清，形状不规则，BI-RADS:4B”字样，心里“咯噔”了一下。这个报告显示至少一半可能为恶性，而她才 24 岁，一个刚大学毕业又如此单纯的姑娘。

开完医嘱，提交好手术单，就赶紧去了手术室。术中和李主任聊到了这个新入院的病人，李主任也觉得非常可惜。花样的年纪，遇到了如此的挫折，我们却没有太多的办法去帮助她。

下午回病房看了她的术前检验结果，都没有问题。接下来，李主任和她术前谈话的时候，就聊到了手术问题。当李主任讲到如果术中快速病理为恶性的话，你选择保乳吗？小姑娘的眼圈立刻泛红了，泪水涌出，而陪在她身边的妈妈则不停地说："李主任，我女儿不可能是恶性的吧，她这么年轻，怎么可能是恶性的?不可能的！"

可是，我们医生没有能力去选择疾病，决定良恶，我们只能发现疾病，治疗疾病。而且，很多疾病我们至今没有好的治疗办法。

面对这样的情景，站在一旁的我不知道该说什么好。这时候，我的耳边响起了姑娘斩钉截铁的声音："保乳，还没有结婚呢！"

保乳虽然外形好看，但是术后还要接受放疗，还要多一次伤害，而且还有风险。然而，在姑娘的眼里，保持乳房的完美是天大的事，其他都是次要的。一时间，气氛变得压抑起来，我想，病人和家属在接受医生术前谈话的时候，最纠结的莫过于被告知如果是恶性的，你选择何种治疗吧。

我在心中默默祈祷着，无比希望上天能眷顾一下这个与我同龄的姑娘，让她乳房上的肿块是良性的！

手术安排在第二天第一台，术中肿块切掉，送快速病理，一切都很顺利。在等待的时候，我问了一下李主任，觉得像什么。

"癌！"

李主任很无奈地告诉我，以她的经验判断，癌的可能性非常大。

听到李主任这么确定的判断，我的心里突然感到无比难受。快速病理没有等很久，果然跟李主任的判断一样，右乳乳腺癌。冷冰冰的字眼刺激着我的神经。癌啊，一个这么年轻的姑娘，一个正要真正开始的人生……

压抑，是我当时的唯一感受，就像心里压了一块沉重的石头，怎么用力也搬不走。

手术很顺利，术后下午查房的时候，我去看她，她麻醉反应比较重，吐得稀里哗啦的。我的内心慌慌的，没有勇气多待一会儿，生怕她问我病理结果。

术后第二天，估计她已经知道一些了，因为如果是良性的话，她妈妈应该在第一时间就告诉她好消息了。给她换药的时候，她终于忍不住问我病理报告的事了，听得出来，她小心翼翼的，生怕得到不好的答案，却又想尽快知道。

那一刻，我一时词穷，找不出一个能告诉她结果，却又不伤她心的说辞。看到她殷切却又忧虑的眼神，我还是低沉着声音跟她说："是不好的。"

再一次，再一次，她没有忍住，泪水顺着脸颊哗哗地流到了枕头上。我看到她的妈妈扭头走了出去，双手已经在擦眼泪了。我无力劝说，对她来说，此时可能哭出来才是最好的释放吧。

那一刻，我的鼻子酸酸的，两眼变得模糊。

手术恢复得很顺利，出院前我告诉她，等免疫病理结果，然后决定化疗方案。术后十天左右，结果出来，化疗要做八次。用药前和她讲了一些常见的化疗不良反应及处理方式。当我说到脱发的时候，她抬起脸问我："我会变成光头吗？"此时，我的心里有些酸酸的。

随着化疗的进行，一系列不良反应都来了，呕吐、脱发、骨髓抑制，一样不落。最明显的莫过于头发一把一把地掉。八次化疗，既漫长又痛苦，但她坚持了下来。后来，在她的朋友圈看到，她理了个光头在镜子前自拍的照片，还有她写下的“自己的新发型”等话语。

这一刻，我无比敬佩这个与我同龄的姑娘，为她的勇气和精神而感动！

（甲乳外科　赵帅）

亲情太美，给人以感动

在普外科轮转期间，遇到了一个让我印象深刻的病人，从他的治疗过程中，我感悟到了人生中最宝贵的东西——亲情。

那天临近下班，办公室电话铃声突然响了起来：“普外科手术室急会诊。”带教老师立刻放下手中的工作，快速走出办公室，按下电梯的下行键，我快步跟上。到了手术室，快速换好无菌衣，戴好帽子口罩，穿过无菌区，进入手术室区域。手术室里听到治疗车拖行的声音，最靠近护士站的手术室，大门敞开着，几个穿着绿色无菌衣的医护人员在里面忙碌着，手术台上侧躺着一位老爷爷，周围地上有被鲜血染红的白色床单。

我们走进去，见到手上收拾着胃镜的消化内科主任，他急急地说：“这位老人家跟老伴儿来苏州旅游，半个小时前突然呕血，打了 120 过来，既往有胃溃疡病史，我胃镜进去看了下，考虑胃肿瘤出血，得靠你们外科手术了，已经申请了 4u 红细胞，800ml 血浆。”

带教老师立刻叫麻醉科插管，因为平时急诊也很多，一切都在有序进行之中，护士和麻醉医生配合得都很默契。我快速做好术前准备，打印好签字的东西，跟着带教老师去手术室门外找家属签字。门一打开就看到一位老奶奶，她是老爷爷的爱人。她急走上来，询问情况，手微颤着。带教老师告诉她，目前检查下来考虑胃肿瘤出血，需要急诊手术止血，但手术风险很高，要联系子女赶紧过来。老奶奶一听眼睛就红了，讲完手术风险以及可能出现的并发症，签字的时候手还在颤抖。

手术情况并不乐观，老爷爷胃肿瘤已经突破了胃壁，与胃附近的十二指肠、胰腺都粘连了，需要切除周围这些脏器，术后并发症发生概率相对增高。万幸，在主任们的努力下，四个多小时后，手术安全结束，清点东西的时候，地上铺满了血袋子。

老爷爷今年 67 岁，是沈阳人，这次来苏州是跟着老伴儿一起旅游。他们有两个 30 多岁的儿子。在接到老奶奶的通知后，两个儿子连夜坐飞机赶来，第二天早上查房的时候已经陪在床边了，风尘仆仆，床边地上有两个行李包，查房后他们向主任细细了解父亲的病情，表示了感谢，但紧锁着的眉头一直没展开，因为大家都知道肿瘤的意思，而且术后这半个月里，如果有严重的并发症出现，也会导致老爷爷发生危险。

这半个月里，两个儿子间隔陪着，今天是大儿子，明天是小儿子，我们随时去床边看情况，总能看到有一个守护着。他们有的时候捧着笔记本电脑，手指在键盘上飞快地操作，有的时候拿着一叠资料翻看着，能看出来都是工作繁忙的人，但他们在听到父亲病倒后，立刻飞来这么远的地方陪伴父亲，不离不弃，想想其他病床上那些子女在苏州的老人，有的子女甚至做不到每天都来看望病中的父母，有的父母病情有变化需要和子女沟通，喊都喊不来……

半个月过去了，老爷爷恢复得不错，两个儿子很开心，买了很多水果拿到医生办公室、护士站表示感谢，然后复印了老爷爷的胃肿瘤病理报告，带着父母回了沈阳。他们还需要为了肿瘤做后续治疗，路还长，但我相信这条路就算荆棘密布，也会被亲情照亮。

（甲乳外科　侯丽丽）

你是我的战友，我们并肩作战

我的微信通讯录里有一个特殊的联系人，她的头像很温暖，一个穿粉红色家居服的女子坐在板凳上，旁边，她的女儿在蹒跚学步。但是，她却永远不会再给我发送任何消息了，她那 38 岁年轻的生命永远定格在了二〇一八年五月七日，距离我最后一次见她仅仅过去了一周。

我第一次见到她是在二〇一七年的冬天，她穿着那件粉红色的家居服，在丈夫的搀扶下走到我的办公桌前，说："医生，我一年前做了右侧乳腺癌手术，今天来复查，从一个月前开始，我右边的髋骨疼得厉害，除了那些常规的检查，你再多给我做个骨盆的片子吧。"

乳腺外科是个很特殊的科室，这里的很多乳腺癌病人都是"老客户"，手术加上长周期的化疗，再加上定期的复查，让这些病人久病成医，该做什么检查，该吃哪些药，有的病人比我这种刚入职的医生还要清楚。

"好的，没问题，你坐在护士站那边的凳子上稍等一下。"

我打开这个叫作陈丽娟的女病人的历史病历查看，她是在两年前怀孕的时候发现右乳肿块的，但是因为在孕期，没有重视这个乳房的肿块，分娩过后肿块就长大了很多，等出了哺乳期才来医院就诊。查了 B 超，考虑乳腺炎，但是经过抗感染治疗后肿块反而长大了。后来做了乳腺穿刺及免疫组化，才确诊为浸润性导管癌Ⅲ级，而且是乳腺癌中预后较差的三阴性乳腺癌。

直到这时，这个肿块才真正被重视起来。后来，她又做了钼靶、CT、MRI，考虑右侧腋窝多个淋巴结有转移，征求了患者与家属的意见后，先进行了四个疗程的新辅助化疗，采用的是指南首推的 TEC 方案。之后于二〇一六年十月二十日进行了乳癌改良根治术，术后常规病理显示：右乳浸润性导管癌Ⅲ级，腋窝淋巴结未见癌转移。说明之前的新辅助化疗是有一定效果的，所以术后又进行了两个疗程的 TEC 方案化疗。

三阴性乳腺癌指癌组织免疫组织化学检查结果为雌激素受体（ER）、孕激素受体（PR）和原癌基因 Her-2 均为阴性的乳腺癌，这个类型的乳腺癌预后较其他类型差。所以看完她的病历，我心里就很同情她。她才 37 岁，孩子才 2 岁，正是上有老下有小的年纪，她的患病会给家庭带来多大的冲击！

我开好了检查单拿出去给护士，她正在跟护士聊天，每个护士和她都很熟，“陈丽娟，你过来啦，最近长胖了啊，你丈夫把你照顾得真好，真羡慕你。”她也笑着和每个护士打招呼，聊她女儿的趣事。我心里想着：她这么开朗乐观，一定可以战胜病魔！

几天之后，复查结果出来了：全身多发转移，肝脏多发低密度影，左侧肺门……我看着这份冰冷的报告，不知道要怎样开口告诉她。我把情况汇报给了上级医生，我还没有学会如何把残忍的结果妥善地告诉病人，于是选择了逃避。最后，主治医生把坏消息告诉了她，她还算平静，说自己右侧髋骨疼的时候就感觉不太好，有时候还会喘不上气。她说全力配合医生的治疗，她想活下去，她的女儿还那么小，想陪伴她长大。她的丈夫在旁边偷偷地抹眼泪，而她没有哭，眼神很坚定，我感觉到后背一阵阵酥麻，就像是听到将军上战场前对士兵的那番激励之语。这是她在给自己打气，同时也是在给我们打气。患者与医生是最亲密的战友，医生要鼓励患者，患者也在用他们的方式给医生力量，只有医患共同努力，才有希望战胜病魔！

关于她的后续治疗方案，科里进行了疑难病例讨论，主任也很重视这样一位年轻的乳腺癌患者。几经斟酌后决定采用GP方案，同时用唑来膦酸保护治疗，再进行一个ctDNA的检测，看看能不能找到对她更敏感的靶点。

之后的几个月，她定期来医院化疗，化疗药物的副作用导致她严重便秘，口腔溃疡，骨髓抑制。可我每次见到她，她都会笑着和我打招呼，病房里也时不时传来她爽朗的笑声。我以为一切都在往好的方向发展，直到有一天她对我说她突然站不稳摔倒，下半身不能动了。我心里咯噔一下，让她赶紧来医院。做了一个头颅MRI：双侧大脑半球多发转移。癌症还在发展，GP方案没有效果，她的治疗方案又调整为氟维司群+诺雷德+瑞宁得。到此时为止，因为肿瘤转移侵犯了腰椎，她已经不能自己小便了，长期插着导尿管。骨转移导致她全身都剧烈疼痛，疼痛nrs评分8-9分，多瑞吉已经变成了每天使用，淑敏也每天都在吃，可她还是觉得很痛。

这时候，我感到深深的无力，我多么希望能够减轻她的痛苦，可是我没有这个能力，我只能在空闲的时候多去看望一下她，多与她聊聊，她总会对我讲她的小女儿又学会了唱哪首儿歌，学会了自己系扣子。

见她的最后一面是四月二十九日，我正在写病历，护士跑进来对我讲：“你去看看陈丽娟吧，她好像不太好。”我赶紧往她的床边跑，她见到我一把拉住我的手说：“我喘不过气，侯医生，我觉得我快不行了。”说着流下两行泪来，这是我第一次见到她哭，也是最后一次。我急忙让护士上了监护，生命体征还算平稳，我才放下心来，安慰她不要多想，一切都会变好的。

“五一”节过后来上班，主治医生告诉我陈丽娟放弃治疗自动出院了，她想给女儿留点钱。我的内心一阵发酸，心情无比沉重。望着她躺过的病床，我总是有种挫败感。一周以后，她的朋友圈更新了最后一条消息，是她丈夫发的：她去天堂了。

科里的前辈告诉我，这种事情时有发生的，尤其是甲乳外科这种不止手术还要兼顾患者术后化疗以及随访的科室，每年都会有老患者疾病突然进展，用尽了方法也不能阻挡病魔的脚步。我们能做的，就是尽量搞好乳腺癌的早期筛查，早期诊断，带着这些从老患者身上总结出来的经验，去帮助更多被癌症折磨的患者。所以每一位乳腺癌患者都是我们的战友，只有我们并肩作战，才更有可能战胜乳腺癌！

陈丽娟战友，愿天堂里没有病痛！你放心，我会带着你给我的经验砥砺前行，让更多像你一样的病友能够得到最好的恢复！

（甲乳外科　侯爽）

他躲在那里啜泣，不知承受了多少苦难

记得二〇一四年，那时我在进修，到今天已经过去四年了，很多病人在我脑海里都已经淡去，那个中年男人的脸庞我已模糊，然而他的啜泣声，却至今让我记忆犹新。

那天快下班的时候，一位中年男子到我办公室找我复印他妻子的检查报告单。我打开电脑，在系统里搜寻他妻子的名字，顺便看了一下她的既往病历，乳腺癌术后一年大复查。由于我们复查病人基本上做完检查后都请假回家，不在医院，这个病人家属我是第一次见，然而就是这一次，在我脑海里留下了难以抹去的印记。

我一项一项地翻着病人的检查结果，肿瘤指标好几项偏高，胸腹部CT检查提示：双肺多发结节考虑转移，肝脏占位考虑转移；头颅CT检查提示：头颅转移。

38岁，而且才术后一年，化疗结束半年左右，真的不曾想到疾病会进展得如此之快！我开始担忧起来，过一会儿真的不知该如何向他说明病情，不知如何讲述才能让他看到希望。打印完报告单，抬头却发现他已经不在办公室了。我出去四处寻了一下，喊了病人的名字，听到走廊尽头的他应了一声，我就把报告单拿给了他，当他转过脸来拿报告单的时候，我才发现他已经红了眼眶，

脸颊上留着清晰的泪痕。为了不让我看到，他极力揉眼睛，顺手擦了一下泪水。原来他自己一个人跑到无人的角落里啜泣！

“你去主任门诊看一下吧，今天主任在上门诊。”此刻，我想不到任何话语去安慰这样一位家属。看着他无助的眼神，黑黑的眼圈，蓬乱的头发，他侧过脸，叹了一口气，对我说：“谢谢你医生，我已经在门诊看过主任了。”原来，他已经知道了结果，男儿有泪不轻弹，只是未到伤心处。一年前确诊癌的噩耗还萦绕在他的眼前，此时又出现了这样的进展，不知道他要有怎样坚强的内心去面对这接连的打击！

看了一下病房的病人之后，我下班回家了。外面下起了雨，秋天的雨，已经微凉。在我撑伞走出病房楼的时候，恰巧看到他走在我的前面，手一直在不停地擦着脸上的雨水。我特别想去帮他撑一下伞，却不知如何开始这段对话，也不知如何安慰这颗近乎绝望的心。我一直在他背后跟着，看着这个略弯的腰背，这个男人不知承受了多少痛苦，经历了多少磨难。这个男人，他是谁的儿子，是谁的丈夫，又是谁的父亲，他承担了太多，我却无能为力。我坐上公交车，看着他独自一人在雨中往反方向走去，越来越远。

第二天，我写好出院小结交给护士站，就去做手术了。没想到，自此以后我竟再也没有见过他。我在手机里存下了他的电话号码，多少次，我曾想以回访的形式给他打个电话，询问一下他和他妻子的情况，却总怕听到电话那边的噩耗，怕再次碰触到他那敏感的神经，再次听到他无助的叹息声，再次聆听到他悲伤的啜泣。

而今，四年过去了，我一直在期盼他能给我打个电话，亲口告诉我，医生，我妻子要复查了，帮我预留一下床位呀。至少我能知道他的妻子依然活着。然而，我一直没有等到。不过，这张床我会一直帮他预留，留到他告诉我，他的妻子要来复查……

（甲乳外科　李小华）

为人父母不易，以后我会做得更好

口腔科的夜班不是很忙，但是从来不会缺少病人。

七月初的一个夜班，大概在夜间十二点左右，急诊室护士打来电话，说一位母亲带着 3 岁的孩子来看急诊，上唇肿，在其他医院看了，又转到我院来了。我说让他们上来看吧。

几分钟后，一位 30 岁左右、衣着朴素的母亲带着小孩来到了我的面前，一见面就焦急地叙述了起来，说她刚下夜班，昨天老人发现孩子上嘴唇有点肿没放在心上，今天下班发现孩子的上嘴唇肿得厉害了，所以就急着带出来看急诊了。他们在长桥医院量了体温没有发烧，但看不出原因，就又来我们吴中人民医院了。她反复询问是什么原因，能不能用药马上治好。

我对这位母亲说必须先给孩子检查一下，孩子见到我有点紧张，我对他笑了笑，一下子消除了他的紧张感。他很配合，按我的要求躺到治疗椅上。为了不让孩子感到恐惧，我仅戴了手套，手上没有拿什么检查工具，就用手指轻轻按压嘴唇问他痛不痛，他摇摇头。我让他张开嘴巴，瞬间把我惊到了，口内没有一颗好牙，门牙快蛀光了。我用手指轻轻按压门牙的牙龈，有点高起来，他摇头避开我的触摸，应该是有点疼痛，是牙根发炎的症状。

我告诉孩子的母亲，如果就是这两天才肿，应该是牙齿牙根发炎引起的，就是蛀牙发炎了，炎症扩散后嘴唇肿了，用点消炎药控制一下炎症，后期还要处理牙齿，目前的症状不像是其他原因引起的。

孩子母亲还是很焦虑，反复问我用药是不是能马上好。我对孩子母亲说，任何疾病发展都有个过程，现在体温不高，用药也需要时间，可能几天后才能好转，先开一盒孩子用的消炎药，只够吃两天，两天后来复查，有疼痛加重随时来院检查。开好药、写好病历，我便让孩子母亲带着孩子去缴费拿药去了。孩子母亲还是很着急，我说你千万别着急，一定要慢慢来。

看着他们离去的背影，我想是什么原因总让这位母亲这么着急，我讲的这些道理，她是否明白。看看诊室走廊顶上的时钟已经 12 点半，是凌晨了。这位母亲刚下夜班没有休息就带孩子出来看病，还跑了两家医院，想想她的经济应该不是很宽裕，要不然不会这么晚还在上夜班；都说孩子永远是父母的心头肉，更别说母爱了。因为病人缺乏一定的医学知识，我们常见的小毛病、小问题，在他们眼里可能非常严重。那我呢，我是不是做得还不够格？我不停地反问自己，我能否为病人做得更好呢？

不知不觉，我又来了一个简单的换位思考，如果我的孩子深夜病了，我是这位母亲的话，我会怎么样？就诊时需要怎样的帮助？

我应该明白孩子母亲要不是着急，不会深夜带孩子来看急诊，这是因为母爱，也是一份责任；在我能判断疾病的情况下，应该告知更多的注意事项，给予更多的心理安抚，更多地关注孩子造成这么多蛀牙的原因，并给予适当的建议。

细细想来，可能还因为我有一份稳定的工作吧，待遇虽说不高，但也不会为生计发愁。如果我是这位母亲，上有老下有小，只有一份普通的工作，生活压力大，我应该能理解她的着急，因为她忙，她希望能有简单有效的办法快速治好她孩子的牙病。

或许是夜班的缘故，深夜的思维没有白天那样活跃，所以我时时提醒自己，对待任何一个病人，一定要学会换位思考，大家生活都不易。

（口腔科　崔崇富）

我希望做到第三重，进入病人的灵魂

自二〇一七年十二月来到吴中人民医院口腔科实习到现在，不知不觉已经过去了大半年。没错，我是一个实习生，一个别人眼里初来乍到的“小毛孩”。每天跟着老师、主任、护士长忙里忙外，接初诊，看复诊，处理急诊。我从一开始的满腔热血渐渐有些疲倦了，尤其是遇到和病人意见相左的时候，面对病人的质疑和不友好的态度，心里气恼得很。日子就这么日复一日地过着，我的心里十分迷茫，经常想一些问题：我每天做这些的意义是什么？我还能坚持自己学医的初衷吗？我真的能成为一名好医生吗？然而，接下来的一次夜门诊，彻底改变了我的看法，让我回到了一开始那个满腔热血的自己，让我坚定了要成为一名好医生的决心。

苏城的仲夏，酷暑难耐，我像往常一样跟着我的带教老师张玲医生上夜门诊。晚上八点左右，窗外一声闷雷，大风刮得窗户咔咔地响。张老师笑着说：“小陈啊，今晚要刮台风下大雨了，大家肯定都躲在家里不出门，今天你早点回去吧。”我伸了伸懒腰，准备回宿舍，就在这时，走廊传来了一阵急促的脚步声，一个满头大汗满脸是泪的女人抱着一个孩子冲了进来。

我和张老师赶紧迎上去，还没走到她跟前，抱着孩子的女人一下子瘫倒在了地上。孩子满嘴是血，眼角挂着泪，不声不响的，想来孩子已经累得哭不出来了。张老师赶紧把孩子抱到治疗椅上，而我将瘫倒在地上的女人扶了起来。忽然，那个女人一把拉住我的胳膊，大声哭了起来："我不是故意的，我真不是故意的，想着早点回家，电动车骑得太快了，宝宝嘴巴直接嗑在地上了。"女人半靠在墙上，哭声震天动地，我在一旁不知所措，只觉得鼻子酸酸的，竟然也想跟着她一起哭。

我控制了一下自己的情绪，开始安慰这个女人："你别急哦，没事的没事的，小孩子摔了不会有大问题的。"女人忽然止住了哭声，指着我的鼻子大声吼道："你说什么？什么叫没事？你懂什么，你有孩子吗！又不是你的孩子摔了，你站着说话不腰疼啊！"一时间，我震惊得说不出话来，心想，我可是在好心安慰你啊。我气得刚准备扭头走开，张老师走过来拍了下我的肩膀，说："小陈，我检查了下，孩子只是摔破了下嘴唇，有个伤口要缝下，你先去给小宝宝简单擦洗一下吧。"我有点气鼓鼓地走过去，给孩子做简单的清创。

孩子妈妈，就是那个女人，此刻已跟着过来了，看着我嘴里念叨着说："这个医生这么年轻，行不行啊？"准备清创包的时候，张老师安慰我说："小陈，你不可以生气哦，孩子妈妈是因为着急，你别放在心上。一会儿你给宝宝缝伤口，我会一直在你旁边的。"我仿佛吃了一颗定心丸。

在张老师的陪伴下，我完成了自己实习以来的第一次外伤缝合。期间，宝宝哭闹不已，张老师一边安慰宝宝，一边安慰宝妈，告诉她说：“你放心，没事的，只是个小伤口，牙齿和脸都没有受伤。”宝妈在张老师面前特别安静，一直握着张老师的手。结束后，我早已满头大汗，回头看了一眼张老师，发现整个过程张老师为了孩子体位舒服，一直半蹲着扶住孩子。整整一个小时，张老师一动不动。宝妈带着宝宝离开时对我们千恩万谢，还特地跑过来问我：“您贵姓？”我说我姓陈，宝妈特别真诚地说：“陈医生，谢谢您。”我心头一怔，又激动又觉得不好意思，因为这是实习以来，我第一次被人喊陈医生。

宝妈带着宝宝走后，我心里的那份幸福感让我激动了好久，原来做医生的感觉这么好！张老师亲切地对我说：“小陈，今天你累坏了吧，赶紧回去休息吧。以后你会遇到各种各样的病人，大多数人来就医，他们的心理都很脆弱，我们一定要多从他们的角度去思考才行。就像今天这个孩子的妈妈，她一开始吼你，后来不也相信你、感谢你了吗？自己的孩子摔伤了，为人之母肯定心急如焚，情绪失控在所难免，每当这时，你千万不要生气，医务工作者一定要能够换位思考，保证自己心平气和、头脑冷静。”

这次夜门诊给我上了生动的一课，也让我前段时间的迷茫得到了释怀。医生一定要多从患者的角度去考虑问题，这样才能理解患者，同时得到患者的信任。医生有了患者的信任，会更有信心去做好自己的工作。你若信任相托，我必十分努力。

作为一名医生，首先要有仁心，其次才是仁术。医生有三重境界：第一重叫治病救人，你能够看好病人的疾病，这只能说明你是一个医务工作者，一个技工，和修鞋匠、卖馒头发糕的师傅没任何区别，微笑服务那是小意思，是我们作为医生应该做的；第二重叫人文关怀，你不仅看好病人的病，你还要有悲天悯人之心，对待病人要像亲人一样，我知道很多人就走在这条路上；但我希望我能够做到第三重，那就是进入病人的灵魂，成为他们的精神支柱。

（口腔科　陈子凡）

我们是医生，同时也是“演员”

在口腔诊室，一天大概会有一百多个号，上到百龄老人，小到刚降临到这个世界的宝宝，我们每天都会与形形色色的人打交道，替他们舒缓疼痛、解除烦忧，与他们同欢共悲。不同时刻，我们会变成不同的角色陪伴在患者的身边。

五月初的一天，我上夜班，大概八九点钟的时候，来了个外伤急诊的女孩。她只有 14 岁，骑自行车回家的路上与电瓶车刮碰摔倒，满嘴是血。当时，她的父母还没赶到。她很无助，很痛，眼泪止不住地往下流，但是却没发出声，看上去很坚强。

我看着很是心疼，小心地搀着她躺在牙椅上，动作很轻地给她做检查。

“没事的哦，我轻一点，你哭出声也没事，你父母也快来了。”

她点了点头。我细细地给她检查伤口，发现她的颏部有个约 1 厘米的小伤口，上面两个大门牙都折断了，其他的就是软组织挫伤，没啥大碍。

“阿姨，我会留疤吗？”她小心翼翼地问我。

“下巴那儿可能会有点，要缝一下，不过还好，在下面，不明显的。”

“那会很痛吗？”

“打完麻药就不痛了，待会儿打的时候会有点痛，不过没事，你很勇敢的，这点儿痛对你来说根本就不算什么，有什么不舒服的地方要跟阿姨说哦。”

我握着她的手，轻声细语。给她打了麻药后，我小心翼翼地给她清洗伤口，缝合，期间不停地鼓励她，给她勇气。很快，伤口就缝好了，局部也进行了细致的处理，小姑娘痛苦的表情也没有了。

因为摔倒，她的腿还肿了一块，她父母仍还没有来，我不放心，又陪她去了一下外科，所幸没有伤到骨头，待陪她处理好伤口后，她的父母才赶到。走时，她的父母很感谢我，我觉得这是人之常情，她还是个孩子，让人不由得想去呵护她照顾她。

后来孩子复诊拆线，看起来伤口恢复得很好，我也就放心了。后期我给她修复了前牙，尽量做到了美观，她的父母也很满意。最后一次复诊结束时，她的妈妈拉着我的手，满眼泪花，说这是他们的独生女儿，要是当时出点什么事，他们可怎么办。他们当时又不在现场，想想很是后怕。我安慰他们一切都已经过去了，所幸不是什么大伤口，对于以后也没有太大的影响。我不只把女孩当作病人，而且还把她当作自己的女儿看待，我能理解他们为人父母的心情。

这样的病例在我们科室经常会有，我们是医生，同时也是“演员”，对于高龄患者，我们是子女；对于同龄人，我们是兄妹；对于孩子，我们又是父母。想人所想，急人所急，把患者当作亲人，这样患者才会信赖我们，治疗效果才会更好。我们现在所提倡的人文关怀，不正是如此吗？！

（口腔科　王邱艳）

心跳恢复的一刹那，我欣喜若狂

有人说：急诊科待久了，不易动容；也有人说：医生惯看生死，容易漠然。而我要说：我在急诊，始终不忘初心，依然保持着初为医生的那份热情。伴随着一次次抢救，患者的心跳恢复的那一刻，就是我的心动时分。

急诊科是个不见硝烟的战场，每天都在上演着生命的争夺战。时间在这里被无限放大，病人的生死就在分秒间。随着时间的推移，已经记不清多少个这样的时刻了，然而有个病例却始终清晰地呈现在我的脑海中。

患者是一名年轻男性，极度肥胖，家属搀扶入院。经验老到的护士第一眼就判断患者病情危重，直接送入抢救室。由于主诉胸痛，首先进行心电图检查。心电图尚未完成，患者突然呼吸停止，面色青紫，四肢抽搐。凭经验，患者发生室颤。

我立即大声呼叫："准备除颤！"心肺复苏同时开始。患者的心跳极不稳定。除颤，按压，反复进行。由于患者体型庞大，轮换按压的医护人员很快就体力不支。但是患者的需要就是前行的动力，为保证抢救效果，我们竭尽全力……

终于，在全体医护人员的努力下，患者的心跳恢复了，而此时的我们，汗水已然湿透衣背。

由于是急性心肌梗死，患者还需要进一步治疗，来不及欣喜，我们马上联系了上级医院。患者虽然转走了，但我悬着的心依然没有放下。数日后好消息传来，患者康复出院。教科书般的抢救过程，让我为我们的抢救团队而自豪，而高兴。

随着时间的推移，患者的影像在我脑海中逐步淡化了。突然某日的上午，急诊一如既往的忙碌。患者包围中的我隐约听见有人呼叫："陆主任。"

我抬头循声而去，无须细想，一眼就认出了他。那个胖胖的小伙子看见我激动地扑了过来，给了我一个大大的拥抱："谢谢你！陆主任！是你救了我一命。"

对他的热情，我有些不习惯，救人是我的职责，从没有企图回报。在我的示意下他终于平静了下来。等我处理完手头的病人后，他再次激动起来，又是照相留念，又是连拖带拽要我去饭店吃饭。

原来，他是在康复后的第一时间来院表示感谢的，我婉言谢绝了他的邀约，并嘱咐他做好相应的预防和治疗。

医患再次相见的场面，真的充满了温情，而他的激动更凸显了我的理智。其实不是我冷静，只是我把我的激动献给了抢救成功的一刹那，在他心跳恢复的一刹那，我同样欣喜若狂，我同样心花怒放。

急诊的医学人文，在急。当患者病情危急时，你是否急人所急；当患者心里焦急时，你是否急人之困。医者仁心，我在为医数十年后，依然为我当初的选择而感到无悔和自豪。患者记住也好，忘却也罢；工作疲惫也好，辛劳也罢，当患者需要我的时候，我依然选择竭尽所能，无怨无悔。

（急诊科　陆小平）

生死时速，我们全力以赴

急诊科的抢救室永远笼罩在紧张的气氛之中，这里可以看到世间百态、人情冷暖。抢救室永远充斥着患者痛苦的呻吟声、家属无助的哭泣声，作为一名急诊科医生，必须在这种环境下时刻保持冷静，因为你的每一个诊断、每一次处理都会影响患者的生命。生死时速，我们必须全力以赴！

二〇一八年六月二十二日，苏城已经开始逐渐闷热，夏日的急诊永远比其他季节更显繁忙。这一天，我如往常一样在急诊科当班，因为季节的关系，患者与家属的情绪也更显急躁，抢救室更显嘈杂。上午整个抢救室已躺满了患者，一位80多岁的老太确诊了急性心肌梗死，由于我院导管室改建还未完工，心内科的徐云主任马上联系苏大附二院胸痛中心，并通知120立即转院处理。

患者安全转院后，我终于松了一口气。徐主任告诉我说：我们的胸痛中心建设现在已经启动了，今后我们就可以二十四小时全天候行急诊PCI了。为了应对全天候急诊PCI，目前我院导管室正在紧锣密鼓地进行周密的改建。此时我心想还好目前是夏季，不是心梗的高发季节，我们医务人员都知道冠心病的高发季节应该在秋冬季节，好在那个时候我们的导管室已经投入使用了。

此时已过十一点，准备轮班吃午饭的护士吴玲刚走出抢救室，就看见一位面色苍白的中年男性患者在妻子的搀扶下来到护士台登记挂号，急诊护士都拥有丰富的临床经验，吴玲马上判断该患者情况危重，立即通知我查看病人。

我立即将患者安置在抢救床上并询问病史，得知患者心前区疼痛已经一个多小时了，疼痛比较剧烈。顿时我心里一紧，心想：不好,不会又是心梗吧。患者才48岁,肯定是家里的顶梁柱。与此同时,我立即给患者做了床边心电图，心电图提示Ⅱ、Ⅲ、AVF导联均出现弓背向上型抬高，急性下壁心梗基本确诊。我马上向患者家属交代病情，告知其心梗的危险程度，一场与时间的赛跑就此拉开了序幕。开通静脉通路，静滴硝酸甘油，口服替格瑞洛两粒、拜阿司匹林三粒、阿托伐他汀钙片两粒，急查心肌酶谱、肌钙蛋白。

这时，患者的妻子得知心梗如此危重，丈夫命悬一线，且我院导管室目前无法行急诊手术要立即转院，泪水已无法控制，泪眼里充满了恐惧与无助。此时我明白她的恐惧与无助，恐惧的是怕失去丈夫，无助的是在这个家庭中父母已年迈、儿女未成家，目前她成了唯一的决策者。

我一边采取紧急救治措施，一边尽力安抚家属。我对患者的妻子说：“现在不是哭的时候，你一定要冷静，别让你丈夫看到你哭，情绪激动会加重他的心脏负担，会加重他的病情，我们会全力以赴抢救你丈夫，并立即帮你们联系好急诊手术的医院，一刻也不耽误。”

听完我的话，她强忍住了泪水，双手颤抖地握住我的手说：

“谢谢，拜托你们了！”简短的几个字，我明白这意味着什么，它就是“健康所系、性命相托”。

此时，心内科徐主任已经在联系附二院胸痛中心：“我们这边又有一名急性心梗的患者要行急诊PCI，请你们做好接收准备。”因为这时离上一位心梗病人转出我院仅仅过了十分钟，还没到达附二院，这意味着附二院的同仁要同时开展两例急诊PCI，甚至可能还有他们自己接收的。

附二院胸痛中心传来了坚定的声音：“开放备用导管室，医务人员马上就位。”而我院的120救护车正在护送上一位患者的途中，我立即与市120急救中心沟通，他们马上决定派出中医院的救护车前来我院。十一点三十分患者转运上了救护车，我向救护车上的急救医生简短地交代了患者的病情。从患者来我院到被急救车送往附二院胸痛中心，整个过程我们仅仅用了二十六分钟。我们都知道时间对心梗患者来说就是生命，早一分钟行急诊PCI，患者缺血的心肌细胞就多一分存活的希望。因此，我们一定要跑赢时间！

六月二十八日，刚走出抢救室，护士就叫住了我，说:“蒋医生，这位患者的家属找你。”一开始，我没认出是哪位患者的家属，只见她拉着我的手激动地说：“医生，可找到你了，谢谢你，真的太感激你们了！”可我此时仍无法辨识是哪位患者的家属，直到她说：“我丈夫前几天心梗，在附二院手术很成功，现在已经出院了，谢谢徐主任和你对我丈夫的抢救，还帮我们联系好手术医院，我们一到那儿就进行手术了，谢谢你们！”

说这些话时，她的语调因为太过激动而变得颤抖，而我在认出她的那一刹那，心中也是无比激动。因为我们的努力，一个年轻的生命得救了，没有什么比这更令人激动与幸福的了。

我们急诊工作很忙、很紧张、很累，然而我们又是那么充实，因为我们的努力，因为我们跑赢了时间，多少个生命因此得救，多少个家庭因此充满了笑声，这就是我们坚持的动力，我们永不放弃！

（急诊科　蒋骁峰）

请吴老伯一路走好，愿王奶奶过得安好

吴老伯这次真的要走了，没有喧闹，一切都是那么安静，仿佛树叶的凋零，在深秋之夜，被冷风那么一吹，随风飘荡在静寂的夜空中，没一会儿便悄然落地，归根土壤。

1

二〇一二年十二月，我在肿瘤科轮转，也是我刚从医学院毕业，参加工作的第四个月。

一天早上，我在上级医生的带领下，接收了一位 78 岁的肺癌术后患者——吴老伯，他在老伴王奶奶的陪同下住入了肿瘤科，开始术后化疗。

我和上级医生先做了自我介绍，然后开始询问病史，现病史、既往史等一堆病史都做了仔细询问，并用本子记录着。接着是给他查体，我对他说："老伯伯，我给您查看一下身体，请配合一下，如果有哪里不舒服，及时和我说，我会小心的。"

"就做个化疗，我都问好了，你们直接开药就行，哪来那么多事？"吴老伯显得不耐烦。很明显，他对我们不信任，尤其是我这个初出茅庐的住院医生。

“医生，你别生气，他以前不是这样的，被这个病折腾了这么些年，脾气越来越差，很容易烦躁。”他的老伴王奶奶倒是很客气，在一旁微笑着，“以后要多多麻烦你们了。”

我也笑着应了句：“没事的，王奶奶。”接着又对吴老伯说：“老伯伯，虽然我参加工作没多久，在肿瘤科也是轮转，对于化疗，我不能给您专业的治疗意见，但在其他相关疾病和住院期间的生活、身心健康方面，我还是可以提供帮助的。以后您有身体上的不适，还有住院期间生活上的不方便，都可以和我说，我会尽最大努力帮您的！”

“好的，知道了。”吴老伯仍然没有太多反应。

老太太开始整理生活用品，我帮她把大包放到床边，又给他们打了壶热水。老太太见我这么殷勤，说：“谢谢你，小伙子。”

“就你们老夫妻俩来，不容易，我这是举手之劳，不用谢的。”我摆了摆手，表示不用客气。

护士长知道情况后，来到床边，耐心仔细地向他们交代了住院注意事项，随后叮嘱其他护士要多多关照这对老夫妇，人上了年纪看病很不容易，要给予他们更多的关怀。

吴老伯住院期间，他女儿每隔一天来照顾一次，其余时间都是王奶奶在忙活着。一次午休时间，我到病房和王奶奶聊天，得知他们儿子在外地出差，最近没法来照看，女儿也因孙子的考试而忙碌，他们不想麻烦儿女。王奶奶说：“这边也没什么大事，我一个人就可以了。”

“您身子骨可真好！”我夸着。

一天下午，我在护士站开具检查化验单，王奶奶急冲冲地跑过来说："医生，你快来看看，老头子被痰憋住了，叫不醒他，那个机器一直在报警。"

我立即赶到床边，发现吴老伯神志不清，胸廓和腹部以一种异常的运动节律维持着呼吸，喉咙口伴随呼吸运动发出阵阵响亮的呼声，脉氧已经跌到78%。我赶紧让护士呼叫上级医生并且准备好吸痰管，立即在床边托起他的下颌，改善呼吸道梗阻症状。

看着焦急万分的王奶奶，我安慰道："王奶奶您不要紧张，我们会处理好的，他喉咙口有痰，吸掉之后情况就会好转，主任马上就到。"此刻主任已经快步走进了病房，让我继续托着下颌，护士熟练地开始吸痰。很快，吴老伯的呼吸变得规律了，喉咙口的呼噜声也逐渐消失了，脉氧慢慢升到了95%，人慢慢苏醒了过来。

看到吴老伯醒过来，王奶奶对他说："你醒啦，你可把我吓死了！你刚才睡觉，一口痰差点要了老命，还好医生把你救过来了。"老两口不停地感激我们的救命之恩，主任询问了相关情况，说："我们是医生，救死扶伤是天职，不用谢我们。今天发现及时，所以救治的效果好，以后一定要加强监护，有情况要及时发现，及时处理。"

我一边点头，一边搓了搓有点僵掉的双手，继续守在床边，看着吴老伯和监护仪记录数据。吴老伯拉了下我的袖子，问道："小伙子，谢谢你了，手没事吧？"那一刻，我第一次从他的眼神里看到了信任。

"这是我应该做的，您的健康安全是我作为医生的职责。"

说完，我继续记录监护数据。

那次之后，我常在午休时间去他们病房逗留一会儿，了解一下吴老伯化疗期间的身体不适，和他说说后续的治疗方案，他们会对我讲一些家里的事情。显然，那次抢救改善了我们的关系，增强了他们对我们科室医护人员的信任。一期化疗期间，我们医生和护士查完房之后都会去关心他们的生活，提供各种便宜，这也增进了彼此间的感情。第一次化疗很顺利，出院时老夫妇谢别我们，流露出了一种不舍之情。

2

第二次遇到吴老伯是我在麻醉科工作的第三年，与第一次相比，他瘦了很多，眼球凹陷，颧骨突出，下巴细尖，整个躯干都变小了。他每天被病痛折磨，三阶梯治疗已经到第三阶梯，大剂量止痛贴剂也无济于事，这次来麻醉科是为了放硬膜外镇痛泵止痛。

他躺在麻醉准备间的床上，一看到是我，紧绷的脸立刻放松了许多，说道："小王医生，我认识你！"我看到是吴老伯，油然生出一种亲切感，我拉了下他的手，给他盖好被子，笑着说："吴老伯，真巧呀，今天是我们主任给您麻醉，我又在您身边，您只管放心，别紧张哦。"

吴老伯不停地点头，说："看见你，我不会紧张了。"麻醉很顺利，起效后他的疼痛缓解了，整个人也精神了很多。

在出手术室门口时，他的老伴王奶奶一眼认出我，笑着说："又是你呀，王医生，见到你真高兴，真是谢谢！”

“应该的！不客气！”我也笑着回答。

看着他们离去的背影，我真心希望吴老伯的病情能够一天天好转，化险为夷，渡过这一劫，以后不再疼痛。

3

三个月后的一天夜班，我在凌晨接到肿瘤科的电话，一位呼吸衰竭的患者需要气管插管。我随即拎着插管箱奔向病房。

到达病区一看，这位病人竟是吴老伯。病房里，监护仪大声地报着警，吴老伯的脉氧只有 60% 多，血压 85/35 mmHg，心率 120 次 / 分，呼吸频率低且节律不规则，人已昏迷，口唇发绀。他的子女正在赶来的路上，王奶奶在签相关抢救知情同意书时，边哭边说：“医生护士们，求求你们救救我家老头子！”

我迅速插好管，然后和值班医生护士一起安慰了王奶奶，稳定了一下她的情绪，接着“捏皮球”（简易球囊面罩通气）将吴老伯送进了 ICU。一路上，细心的护士帮吴老伯盖好棉被，扶着走路颤抖不定的王奶奶，和她说着 ICU 的事项，安慰她要坚强点。

交接完毕，回麻醉科的路上，我祈望着一切能好转，吴老伯不要就这样离开，虽然可能性很低，我仍为他祈祷。

第二天早上，我去 ICU 准备进一步了解吴老伯的病情，未曾料想在门口遇到了他们一家。王奶奶静坐在一旁，自言自语道：“老头子走了，再也没人和我吵架了。”儿子给他父亲穿着寿衣，女儿在一旁哭泣。医生和护士们也在帮他们整理东西，安慰他们节哀顺变。

临别时，王奶奶两眼湿润，却对着我们绽放出一丝笑容说："这些日子多亏了你们，谢谢你们了！"看着她瘦削的身影，颤颤巍巍的，真担心她挺不住。我的眼眶也湿润了，拉着她的手宽慰道："王奶奶你以后要好好过，照顾好自己啊。"

身为医生，我们不懈地追求着技术，可是很多时候面对病魔却显得那么无力，患者需要的不仅仅是冷冰冰的医学数据和治疗手段，他们更需要暖心的人文关怀；而医院，不能仅靠技术来支撑，更需要一种充满人道关爱的文化氛围，在这样的环境里，患者才能感受到医学的温度。

此刻，我的脑子里依然是吴老伯和王奶奶的身影，唯愿吴老伯一路走好，只盼王奶奶今后的日子过得安好。

（麻醉科　王月旺）

菊花，你在他乡还好吗

行医十数载，从最初作为一名临床医学毕业生从事麻醉工作开始，到今天深深地爱上这个专业无法自拔，其中有付出也有收获，有艰辛也有乐趣。最让我沉迷其中的是每当看到手术病人安全顺利地度过围术期时满意的微笑，真心诚意地对我道谢，心底里便会油然生出一丝成就感。

众多手术中，麻醉科医师最乐意被安排到的当属剖宫产手术了。一来，剖宫产术一般使用椎管内麻醉，这个技术已经比较成熟，临床效果非常确切，能够使大多数产妇清醒、无痛苦地安度围术阶段，见证小天使降临人间的激动时刻。二来，与产科同事们并肩迎接新生命的到来，无疑让我们自己也分享了新生妈妈的喜悦，助力托起初升的太阳，多么的神圣。

身为人母，我了解每个新生命的降临，对于每一对父母来说是多么重要，尤其是母亲。近十个月艰辛的孕育，身体的变化、心理的变化、行动的变化，无一不围绕着孩子，心里、梦里、脑海里都在想象孩子的模样，急切又紧张地期盼孩子的到来，即便是抚摸隆起的腹部，也是充满了母性的温柔，母亲用全身心爱着腹中的小生命。

作为一名麻醉科医师，经常会被感染到新生命降生的欣喜。看到健康的宝宝，有的母亲会欣喜而笑，有的会感动而泣。然而，就像“不是每个恋曲都有美好回忆”一样，不是每位母亲都能拥有渴望的幸福。不幸常在不知不觉中悄然降临，让人猝不及防。

今天要讲的菊花，就是一位不幸的母亲。

半年前的一天，菊花因为胎儿宫内窘迫、先兆早产被送入手术室进行急诊剖宫产手术。她是个单纯又乐观的女人，才20出头，从她的表情和话语间，我感觉到了天真无邪，也带着一丝幼稚傻气。她和丈夫来自安徽山区，在我们医院附近的工厂打工，在孕早期来医院检查确认怀孕之后，为了省下钱来抚养宝宝，就没再做定期产检。她以为生孩子就是瓜熟蒂落、水到渠成的事情，等到月份差不多了肚子痛了就是宝宝自然而然地要从肚子里钻出来，这个时候到医院生产就行了，可没想到这肚子提前一个多月就痛了。

我以最快的速度为她实施了腰硬联合麻醉，在翻身消毒的几分钟里，稍微聊了几句。她不知道产检的必要性和重要性，万一胎儿有异常，是可以及时发现并尽早处理的，对孕妇自身的健康也是一个安全保障。而她却自我感觉良好地笑眯眯道：“医生，我吃得下睡得香，身体好得很。你不知道，宝宝时常在肚子里踢我，这么强壮又调皮，肯定是个健康的孩子，我和老公都希望是个男孩呢！如果是男孩，我们连名字都想好了，就叫他小康。祖国要奔小康，我们就生个小康出来，但愿他以后是国家的栋梁之材，也愿他健健康康。”

产科医师们以娴熟的手法，很快就把新生儿从菊花的肚子里抱了出来。没错，是个男孩，而偏偏老天爷跟她开了一个玩笑，她恰恰就是这个万分之一，产下的是一个高度怀疑先天愚型多发畸形的男孩。新生儿出生后皮肤青紫，虽然看上去他存在浅薄的呼吸，但听诊却没有实际的通气，心音也很微弱。我赶紧拿起新生儿气管插管器械，立即为他打开氧气通道，插管的过程中，发现他竟然没有会厌，声带也没有发育完全，声门只是一个小孔，生来就无法正常呼吸。退出咽喉镜的时候才注意到他眼裂超宽、极度畸形的愚型面容，让人不寒而栗。正压通气后，皮肤渐渐红润，四肢开始活动，情况有所好转，可是一旦停止正压通气，他便气息奄奄，仿佛随时都会随风消逝。新生儿科医师也应邀前来参与抢救了，心脏听诊发现存在杂音，提示他还合并有先天性心脏疾病。

我不敢正视手术床上菊花的脸，只怕我的目光会触痛了她，可我又忍不住快速地扫视了一下，平静的脸庞、紧闭的双唇，但心底是不是早已泛起了无法停止的涟漪？再多的疑问都已多余，也已苍白无力。手术顺利结束了，除了可能因为心情紧张激动而导致的心率偏快之外，菊花的生命体征还算平稳。与此同时，对新生儿的抢救并没有结束。可是抢救一分钟，只能维持他一分钟的生命，谁都无法创造奇迹。

产科医师把家属请进手术室充分沟通，新生儿科医师告知其患儿病情，也建议转至上级医院或市儿童医院进一步救治，但生存的希望并不大。最后，因为经济压力，丈夫选择了放弃。此刻，菊花的泪水像开了闸的大坝顺着脸颊肆意地流淌，反复喃喃自语道：“小康，我的儿子，不要离开我！”漫长的守护与等待之后，盼来的却是舍弃的决定，同样经历了数个月的艰辛，同样满怀着对新生命的渴望，但这份爱却变得这么软弱无力、残缺不全，确实太残酷了，我的眼睛也湿润了。

我拿起一块洁白的纱布轻轻拭去她眼角那滚烫而又冰冷的泪水，小声地安慰她：“不要太激动，你还年轻，把身体养好了，还有将来！”我握住她颤抖的手，示意她要控制情绪、要坚强。她忍住眼眶里闪烁的泪花，看着我，轻轻地点了点头。在这一瞬眼神的交汇中，她读懂了我的鼓励与安慰，我看出了她的理解与惋惜。

同样身为母亲，我对她此刻内心的伤痛感同身受，要怎样强大的心灵才能承受如此沉重的打击啊！可是命运有时候就是这么捉弄人，即便大家拼尽全力也挽回不了小康即将离去的厄运。拔除了气管导管这个氧气的绿色通道，他就奄奄一息，随即离开了人世。小康的父亲接过这个可怜的小身体，痛哭失声，用手机留下了孩子的样子。这时我不敢再去细看。宝贝，去天堂的路上走好，你的爸爸妈妈都爱你！虽然，想说“爱你”是如此不易！

第二天，完成了临床麻醉的工作之后，我来到菊花的病床边探视她。走进病房的一霎，我看到她的表情仍显凝重，这点我完全可以理解，任谁也不可能这么快从这样的阴霾中走出来。看见我的到来，她马上挤出一丝微笑，和我打招呼。我轻柔地询问她有没有什么不适，比如切口是否疼痛，是否恶心呕吐，是否头昏脑胀。幸好术后镇痛效果理想，她没有上述任何不适。虽然我解除了她身躯上的痛苦，但是我没办法驱除她心灵上的苦痛，所以我小心翼翼，唯恐在她内心的伤口上撒盐，不敢提小康半句。倒是她自己，强撑着坐起来，拉着我的手，说：“我要叫你一声姐姐，谢谢你！昨天，因为小康的离去，我实在悲痛难忍，是你一直在身边陪着我、安慰我，为我擦眼泪，才让我感觉好受一点，不然我真不知道怎么挺过来呢！”

我轻拍着她的手说：“你还这么年轻，以后还可以再生育，关键是身体要恢复好，怀孕生子可不是你想象的那么简单！”然后向她普及了一下孕前注意事项和孕期常规产检的重要性，她听得专心致志，甚至想拿出纸笔来记录。我拿了几份产科的宣传资料给她，让她有空仔细阅读，她会心一笑，如同含苞的秋菊在清风中摇曳，不久的将来，总有傲放的一天。

起身离开病房时，菊花执意让她老公把一箱牛奶送给我以示感谢，我再三推辞不过，最后，拿了其中一小盒，表示我心意领了，其余的让他留下给菊花补充营养。后来，听产科的同事讲起，菊花出院的时候说要回老家静养，等待下一个花期，尽情开放！

自那以后，每每看到盛放的菊，便会想到菊花。菊花，你在他乡还好吗？

（麻醉科　张霞）

这眼神，总能给我奋斗的力量

至今尤记得，你的眼神，给我带来了精神和力量。

这是一个忙碌的上午，查房，开医嘱，重症监护室人员来来往往，有条不紊地忙碌着。突然，从急诊室打来的电话打破了平静，有一名呼吸衰竭的患者马上要转到监护室来。

我们准备好了床位，准备好急救药品、设备。这是一个很特别的患者，约莫中学生的样子，有气无力地躺在床上，表情淡漠，面色发绀，眼神迷离。陪同他一起前来的是患者的父亲。他父亲胡须有些乱，衣着也破旧，大致是能看出来，经济是不宽裕的。

由于病情比较紧急，我和他父亲做了简单的交流。男孩已经20出头了，小时候得过小儿麻痹症，因为经济条件差没有及时救治，后来就一直躺在床上生活。8岁的时候，母亲去世了，男孩的父亲又娶了后妈，从此男孩就一直和奶奶相依为命，生活一直很清苦。

昨天，男孩感冒咳嗽，挂了水，不仅没有好转，还喘得厉害了。今天上午，男孩的父亲把他带到市里的三甲医院去看病，结果去了两家医院，都说没办法治了，抓紧回去办后事。中午辗转到我院，要求只有两个：一是给小孩再拖两天，好办后事；二是奶奶还在家等孩子回家吃饭，无论如何，要让奶奶再看最后一眼。

经过快速的体检，与男孩父亲沟通后，给男孩气管插管，呼吸机辅助通气，深静脉置管补液。男孩精神萎靡，基本没有反抗，过程很顺利。将近傍晚的时候，男孩慢慢苏醒过来，能做简单的交流了。大家透了一口气，毕竟目前的治疗是有效的。我赶紧把情况告诉了门外的男孩父亲，男孩的父亲犹豫了一下，看不出他的惊喜。

“我母亲年纪大了，腰腿都不方便，你们先给他治病，大概需要多少钱，我回去筹！”男孩的父亲平静地说。我能听出他的经济状况和难处，马上对他表示，我们肯定会尽力医治的，费用方面尽量节约些，希望男孩的病能够早些好起来。

病情没有我们期望的那么顺利。第二天，气管里的痰多了起来，又黄又粘，关键是血压开始低下来了。给男孩扩了两次补液，血压仍旧往下掉。我们都知道，病人感染性休克了。

这是一个很难治的疾病，死亡率很高。我赶紧给男孩换上高档抗生素和使用升压药。自从上了呼吸机，男孩的精神逐渐好起来了。虽然身上遍布气管插管、深静脉导管、导尿管、鼻胃管，但是男孩并没有什么埋怨，始终平静地接受着治疗。我能感受到他的痛苦，尽量给他一些镇静镇痛的药物，但也不能给得太多，给多了，血压就会稳不住。我们护士也经常过来陪伴他，给他读一些故事书，希望他能转移一下疼痛的注意力。

男孩因为小儿麻痹症，虽然 20 出头，却像个 10 来岁的小孩，大脑很灵活，长得也可爱。又过了两天，男孩病情还是没什么起色。他父亲大概忍了又忍，还是和我谈了。家里面的积蓄都用完了，他和奶奶已经决定，准备把男孩儿拉回家去。一听是家里商量好了，我心里很着急。毕竟只有20来岁，就这么放弃，于心不忍啊！但如果劝孩子继续救治，万一治不好，人财两空，也没法向家属交代啊！怎么办呢？继续坚持治疗的话，病情这么重，我真的能治好吗？从医这么多年，最困扰我的事情，莫过于这种生死选择。

我再次来到床边，来到了男孩的身旁。男孩带着微笑温和地看着我，这让我有些惊讶。你全身都是管子，怎么还能对我微笑呢？我屈身问："怎么样，痛不痛啊？"男孩摇摇头，他插着管子，不能讲话。看着他单纯的眼神，我心里一酸。我试探性地问了句："你对现在的治疗有信心吗？"男孩突然睁大了眼睛，深深地点了点头。这是充满坚毅和信任的眼神，这是充满力量的眼神，我从没见过如此清澈的眼神，犹如黑暗的深夜划过的流星，闪亮而壮美。我鼓起勇气，再次联系男孩的父亲，无论如何，都要给我们时间，给男孩一个机会，我们有信心去救治这个可爱、勇敢的男孩。

功夫不负有心人。经过大家的努力，男孩的病情终于得到了控制，好转，一步一步脱机，拔管，直至成功转至普通病房。奶奶终于又可以和男孩生活在一起了。

至今尤记得男孩的眼神，这是坚毅和信任的眼神。每每感到疲乏和无力的时候，这眼神，总能给我奋斗的力量！

（ICU　孙春意）

我们无力改变结局，但能改变过程

半个月前小松还能自己在电脑上敲打文字，但现在他躺在重症监护室的病床上，一动不动，嘴巴里、身上插满各种粗细的管子，疾病已经折磨了这个小伙子十多年了，陆续剥夺了他活动的力量、说话的能力。

他不幸得了一种极为罕见的疾病——进行性肌营养不良症。这是一类由于基因缺陷所导致的肌肉变性病，残忍的是，这种疾病并不伤害感觉神经，不影响心智、记忆和感受，而且疾病发展过程是缓慢的，身体一部分一部分地萎缩和无力。

也就是说，他将在神志清醒、思维清晰的情况下，眼睁睁看着自己逐渐死亡的全过程，不能动，不能说话，不能吞咽，直到不能呼吸，承受着痛苦却又无法挣扎。

更令人绝望的是，当今医学无法提供有效的治疗方式，多数患者会在 20 岁以内死亡，而他今年刚满 19 岁。

小松曾经也有个幸福美满的家，一切在他 7 岁之后就慢慢变了。上小学后小松出现走路慢，易跌倒，并逐渐加重，后来上楼梯困难，父母带他就诊于苏州儿童医院及上海多家医院，诊断结果不啻晴天霹雳：小松患上进行性肌营养不良症。

为了给孩子看病，父母辗转于各大医院，平时帮他按摩、针灸，但小松症状还是进行性加重，逐渐发展到不能行走，12 岁时需完全坐轮椅，当时尚能用上肢转动轮椅轮子，后来上肢也无法活动，四肢各关节挛缩畸形不能伸直。

小松虽然被疾病折磨，但他很爱学习，这些年在父母的帮助下陆续学完了小学和初中的课程，每天最开心的就是父母下班后陪他一起看书。然而生活并没有善待这个坚强的小伙子，两年前最亲爱的妈妈也因长期心力交瘁生病离开了他，这两年小松长期卧床，生活完全不能自理，但他慢慢从失去母亲的悲痛中走了出来，即使在后期卧床的情况下，他每天坚持利用仅能活动的手指敲击键盘书写生活日志。

这次，一场肺炎彻底击垮了他，发热，咳嗽，咳痰无力，迅速出现胸闷伴气喘，意识不清，紧急插了气管插管转到 ICU。看着骨瘦如柴的小伙子，我们在积极治疗的同时，也感到深深的悲哀，他的生命在一点点地消逝。

一道厚厚的门外，坐着的是他的父亲，这个老实的男人看起来比实际要苍老许多，每天一大早他就来到 ICU 的门口，等上大半天只为了下午半个小时的探视。曾经我们也委婉地劝说让他回去休息休息，有情况我们会第一时间通知他，他固执地摇摇头："孩子看病每次都是我们陪在身边的，习惯了。"

是啊，妻子已经先行，儿子成为这世间唯一的羁绊，能多陪一天是一天，多陪一小时是一小时，对他而言，没有比这更重要的事了吧。下午探视时间一到，这个瘦弱的男人总是第一个冲进诊室，熟练地帮小松擦身、按摩，伏在他耳边轻声呼唤。

渐渐地，小松的手能动动了，虽然动作幅度很小，但这给了我们极大的鼓舞，第一时间把这个好消息告诉了苦苦等候的父亲，这个饱经风霜的男人笑了，又哭了，在连说了几声谢谢后瘫在座椅上，像一根绷紧的弦突然松了。在这场与死神的赛跑中，我们再次侥幸胜利了，接下来小松的指标逐步好转，脱机，拔管，转普通病房，我们也长长地松了一口气。

现代医学还有很多解决不了的问题，虽然我们无力改变结局，但我们能改变过程。看着家属欣慰的笑容，再辛苦也是值得的。病人不放弃，家属不放弃，我们就会倾尽全力，希望永远都在。

医院每天上演着生离死别，医生做久了，心态也会变得豁达。生活中有很多不如意，也许努力了也没法改变，但我们要学会积极看待，为了爱我们的人和我们爱的人，珍惜生命，珍惜健康，学会感恩自己拥有的，我们会拥有更幸福的人生。

（ICU 许丹）

柔弱的肩膀，坚强的人生

几年前高考后填报志愿时的阴差阳错，我选择了康复治疗这个专业，成为一名物理治疗师。

康复医学是一门新兴学科，是二十世纪中期出现的一个新的概念。它与预防医学、保健医学、临床医学并称为“四大医学”。康复医学的目的在于通过物理疗法、运动疗法、生活训练、技能训练、言语训练和心理咨询等多种手段使病伤残者尽快得到最大限度的恢复，使身体残留部分的功能得到最充分的发挥，达到最大可能的生活自理、劳动和工作的能力，为病伤残者重返社会打下基础。

在我的理解中，康复医学是最贴近医学人文的。它的着眼点不仅在于保存病伤残者的生命，而且还要尽量恢复其功能，提高生活质量，重返社会，过有意义的生活。

患者张女士，因右侧颈肩疼痛伴右肩关节活动障碍，一年余来在我科治疗。初见她的时候，给我的第一印象是身材瘦弱，精神萎靡，头发花白，呈痛苦病容，年龄上我的初步判断是70岁左右。但拿到她的挂号单，在系统里看到她的年龄显示是60岁的时候，我又略带诧异地回看了她一眼。因为这个年龄和我母亲相仿，但整个人的精气神完全两样，不由动了恻隐之心。

在通过详细的问诊和体格评估后，我对张阿姨的身体状况有了进一步的了解，她是颈肩综合征合并右侧肩袖损伤。她一年前开始发病，最初是颈部不适，伴轻微的肩臂放射痛。开始没当回事，后来肩臂痛越来越重，手臂抬起困难，夜间时常痛醒，严重影响了日常生活。先后在本市各大医院就诊过，但一直没见好，因为是外地医保，在这边就医费用也大，前后已经用掉一万多块钱不见好。她本人已经有点不知所措，这次来我科治疗也是经别人介绍过来试试看的，所以在治疗前她最关心的问题就是治疗效果和费用问题。我认真地跟她解释我将要采取的治疗措施，费用上不会很高，效果上因为病程长的关系，不能保证十分有效，只能在治疗过程中去观察和调整。

考虑到她疼痛的时间很长，对疼痛已经敏化，所以在第一次手法松解肩关节的时候，我一直很小心，避免加剧她的疼痛。康复治疗的过程中，治疗师的手法治疗是一方面，患者本人的配合度以及家庭的功能恢复性练习也是很重要的部分。所以在治疗的过程中，我也在向她了解她日常生活中会有哪些必须要做的动作，来评估对她肩痛及活动障碍的影响程度，以及如何去规避等。在聊到她的家庭的时候，张阿姨瞬间眼圈就红了，停顿了一会才开始讲述。

原来张阿姨的丈夫大概一年半前突发脑梗，后经抢救，人没事了，但遗留了右侧半身瘫痪，在医院常规治疗和康复治疗三个月后回家。他们一家从外地来苏州打拼，刚按揭贷款买了一套中户型的老小区房，这时老伴又倒下了，经济上一下子变得很拮据。儿子儿媳在上班，她留在家里照顾丈夫和刚上托儿所的小孙子。职业的敏感性让我意识到她肩痛病因的可能来源，一个偏瘫病人尤其是早期的偏瘫病人，其在搬动过程中，是比较困难的。

我详细地询问了她日常护理她丈夫的过程，从中分析出她肩袖损伤的可能病因。我也发现了一些她对她丈夫护理、搬动的一些错误地方，考虑到没有实际评估过她丈夫现在的状况，不好给予一些针对性的指导，所以我与她约好周六下午去她家实地拜访一下。她很高兴，但看得出她又很犹豫，有想说的话又不好意思开口的样子，我意识到她可能以为我是要收费的。我立即向她解释这是义务的，我是苏州市残联家庭康复指导治疗师协会会员，上门指导都是公益性的。

张阿姨的家在离我们医院不远的一个老小区里，住在五楼，没有电梯。见到她丈夫的时候，第一印象是他体型明显比张阿姨大了一个级别。可以想象张阿姨每次搬动他时的困难，也难怪她肩痛这么长时间也不见好。每天从床上扶起来、擦身、搀扶步行以及下楼锻炼等等，日复一日。而且因为偏瘫的关系，她的丈夫心理状态也不是很好，时常拒绝锻炼或者发怒。

指导的时间不长，但我能感受到张阿姨看似瘦弱的肩膀，却撑起了这个家庭的半边天。一边是对丈夫的悉心照料，任劳任怨；一边是欣慰地伴着孙儿的成长。可能是我这个小小的举动给了她一些心灵上的慰藉，后续的治疗很顺利。

一切“以病人为中心”，是我们医者的原则，病人、病人，既有疾病的本身，也要关注到人的本身。透过疾病的背后，要在整个诊治过程中贯穿对病人的尊重与关怀。当看到张阿姨的面容上笑容越来越多，精神状态越来越好的时候，医者的荣誉感油然而生。

医乃仁术也！

（康复科　郑日东）

母爱下的坚强，只为你能好好活着

女本柔弱，为母则刚。

母爱的伟大，无须赘述。医院作为见证着从出生到死亡整个过程的地方，是最能体现人间冷暖的地方，也是演绎生死离别最真实的现场。

母亲在人生中扮演了重要的角色：赋予新生儿生命，陪伴生病的子女，为了子女默默地奉献着自己的一切，却没有任何怨言。

在生病的子女面前，母亲是柔弱的，渺小的，又是坚强的，伟大的，母亲坚毅的眼神中只透露着一件事情：希望自己的子女能够好好地活着，哪怕用自己的生命去交换。

二〇一五年在苏州大学附一院介入科进修时一位母亲和孩子的故事，让我深深体会了母爱的伟大和坚强。故事的主人公小艾是个文静瘦弱的女孩，只有 18 岁，我第一次看到她的时候，她的母亲正用轮椅推着她走到护士站。

小艾安静地坐在轮椅上，眼睛里没有任何光彩，轮椅的把手上挂着一大袋影像资料。护士站的老师们很热情地和她们打招呼，看来是个“老熟人”。我作为床位医生，将她们带进了病房，开始了常规的询问病史的任务。

原来，小艾前几天刚出院，这是第 N 次入住介入科病房了。她的母亲偷偷跟我说，小艾患有轻度抑郁症，一年前的某天，她偷偷喝下了一杯滚烫的开水导致食管严重烫伤，愈合后整个食管瘢痕形成，导致食管狭窄，开始出现进食梗阻症状，先后于多家医院就诊，效果甚微。

母亲为了她，辞掉了自己的工作，以便更好地照顾她；家里只剩下父亲一个人在工地上打工，养活一家人和支付医疗费用。最后她们经介绍来到了介入科，科室主任针对小艾的情况进行了食道扩张，刚开始几次效果比较明显，但随着瘢痕的持续增生，效果越来越差，后来主任又针对小艾的情况量身定制了一个食道支架，支架放置很成功。

开始的一段时间，小艾母亲看到了希望，这时候她的眼睛里闪现出了不易察觉的光芒。可是好景不长，一段时间后由于瘢痕，食管失去了原有的弹性，支架发生了移位。这时，她的眼神又暗淡了下去。

此后，她们隔段时间就会来介入科一趟，支架移位了就请医生帮忙调整位置，支架脱落了就请医生帮忙重新放置。这次，支架又脱落了。说着，她从身边的包里拿出了一个透明的矿泉水瓶子，里面泡着一个金属的食道支架。我接过支架，余光瞥见了她眼角的泪珠。母亲轻轻地啜泣着："女儿受了这么多的罪，却没有任何的怨言，一个小姑娘默默地承受着，从来不说痛和苦，我宁愿换成我代替她去受罪，希望还她一个完美的、没有痛苦的人生，希望她能好好地活着。"

说完，她擦了擦脸上的泪痕。这时，小艾叫了声“妈妈”，她迅速收拾好自己的情绪，微笑着转过身坐在病床边，一手握着小艾的手，一手抚摸着小艾的长发，充满了暖暖的爱意。

我缓缓地转过身走出了病房，不经意间眼角两行眼泪从脸庞上滑了下来。当天，我帮小艾做了相关的术前检查，第二天就重新帮她放置了支架。术后查房的时候，瘦弱的小艾躺在病床上安静地睡着，她的妈妈坐在床边握着她的双手，双眼始终没有离开，眼神里是满满的关爱。我想，她宁愿现在躺在病床上的是她自己吧。

几天后，小艾顺利出院，她的母亲推着她特意来到办公室谢谢我对她们的照顾。后来她们又来了两次，都是因为支架移位，还是我这个床位医生接待了她们，小艾还是那样的瘦弱、文静，没有多余的话，而她妈妈还是那样无微不至地照顾着，坚强和关爱的眼神始终没有改变过。后来我进修结束，也不知道她们有没有再来调整支架。真心希望小艾能够好好地活下去，为了母亲的坚强，为了母亲的不言放弃，更为了母亲的那份浓浓至爱。

（放射科　朱辉）

人文关怀是信仰，更是责任

作家六六的小说《心术》中有这么一句话："医生有三重境界，第一重是治病救人；第二重是给予患者人文关怀，想患者所想，虑患者所虑；第三重是进入患者的灵魂，成为他们的精神支柱。"

作为一名从医二十余年的超声医生，鉴于本科室的特殊性，我对此感触良多。在大多数人看来，超声是一门检查大于治疗的医学，因此许多患者往往抱着一种恐惧、担忧的心态来面对超声检查，随着近年来超声检查人数呈几何式增长，这种心态愈演愈烈。此时此刻，人文关怀更显重要！

记得当年刚入学校，希波克拉底誓言犹在耳边，在人生第一堂医学课上，德高望重的老教授便给我们分享了一个案例：那时她刚入医院工作没多久，有一次接诊了一位孕妇，便像往常一样认认真真地握着探头反复探查每个部位，发现孕妇有些紧张拘束，就嘱咐了几句，一问一答中发现竟是他乡遇老乡，这下打开了话匣子，一边闲聊一边给孕妇介绍胎儿的情况，不久，孕妇似乎渐渐放松下来了，看着并不能懂的影像也露出了笑容。

后来临走时才知道原来孕妇几天前刚在其他医院做过检查，但医生就给了报告，其他没说什么，她回去琢磨几天放心不下又来检查，这下总算放心了，她千恩万谢地走了。老教授对这件事感触很深，在以后的工作中越发注重语言沟通，常常达到事半功倍的效果。作为医生，医术高超固然重要，但多一点沟通，多一点关怀，想患者所想，忧患者所忧，难道不是同样重要吗？

随着医疗改革的深入远程医疗逐步推广，对医学人文的要求也越来越高。在我看来，人文关怀已不仅仅体现在与患者就诊的沟通中，更体现在急患者所急，为患者提供更方便、更快捷、更准确的诊疗服务。

四月的一天，有一对夫妻令我感触良多。记得那天我给一位病友检查完毕后，习惯性地说："下一位，请！"这时门口走进一位孕妈妈来做常规超声筛查，常规性切出各个标准切面后，我一边做一边说："脊柱完好，宝宝嘴唇没有兔唇……"每次检查到健康的胎儿，我的心情都特别好。可是，当检查到宝宝的脑部发育时，突然一个切面映入了我的眼帘，顿时手里的探头也停顿了。

"脑穿通？！"

我简直不敢相信自己的眼睛，这种畸形除了书本上见过，平时工作中是极少看到的！我了解到在早期妊娠时，孕妈妈经常感冒，还有过发烧的情况……因为怕影响到孕妈妈的情绪，连累到腹中胎儿变化，我耐心细致地与她解释目前宝宝在宫内的发育情况，建议她接下来去上级医院做个胎儿核磁检查，并反复跟她强调医学是非常严谨的，需要走一个非常专业的医学流程，几位专家会结合超声、核磁检查结果，来综合评估宝宝的去留问题，并出具相关的医学证明。

为了争取时间，我马上联系了上级医院，确定了上海新华医院金主任可以第二天安排检查，并帮孕妈妈把去上海的地址及乘车线路及地铁都规划好，反复叮嘱他们如有啥需要帮助的直接电话联系我。

在快节奏的工作中，转眼一周即将过去，孕妈妈的焦虑表情又呈现在我眼前，我毫不犹豫地拨通了孕妈妈的手机，了解检查情况。谁知道小夫妻俩到了上海后，由于检查在地下室，很是担心，害怕之下竟然跑回苏州了，到一个大医院去预约核磁却没有及时约到。

这时，我心情变得更加急切了，要知道腹中胎儿可是在与时间赛跑，不能再等了呀，必须马上做！我立即为他们启动了去苏州大医院会诊的绿色通道，第二天就做了核磁检查，诊断结果与超声一致，需要终止妊娠！

当小夫妻俩拿到医学建议书后，又遇到麻烦了，因为这家医院没有床位了，这时已经是下午四点十五分，过不了多久医生就要下班了。考虑到他们的暂住区域，随即与周边医院妇产科的周主任联系并说明了缘由，周主任也是个乐于助人的白衣天使，立马安排了床位，连夜为孕妈妈办好住院手续，解除了后患！

到了七月份，一日偶然接到那位孕妈妈的丈夫的电话，说妻子引产后已经再次怀孕，惊喜之余又很担忧，便来电咨询。我建议他们将孩子留下，到孕期第十二三周的时候来做早孕 NT 检查。准爸爸非常高兴，在电话里反复表达了感谢之情。

现今，医患关系较为紧张，而患者往往也常会遇到寻医无门的情况，作为掌握着一定的医疗资源和信息的医务工作者，如果我们能够在诊疗中对患者多一点设身处地的关怀，帮助患者联系更好的治疗和服务，将人文关怀贯彻始终，这何尝不是解决医患矛盾的有效途径呢？

医学人文关怀对每个医生来说是信仰，更是责任，需要大家共同努力，从点滴开始，从我做起，让患者切实感受到医学的温度，使医患关系变得更加和谐。

（超声科　吴桂花）

健康所系，性命相托

二〇一八年六月二十九日，一个普通的日子。我坐到5号机旁，这是我今天上班用的超声机。我做了一些准备工作，我的搭档小向也在旁边做准备，一切都很平静。

我看了一下呼叫器，已经排了几个病人，我对小向说："喊病人吧。"于是外面的喇叭就广播起来：刘军到超声5室就诊。

这时，患者进来了，身旁有一个家属陪同。那名患者皮肤黝黑，体型稍偏瘦，但比较结实，患者与家属都面带着笑容。

我心想，这个患者心态不错，来看病还带着笑容。想归想，马上就要开始流程，于是把患者的小票拿过来核对了一下姓名，姓名正确，再仔细看了一下电子申请单，也没有什么特殊阳性体征，于是让患者躺着开始检查。

我从肝脏开始做，看看还行，于是开始问病史，虽然申请单上没写什么重要的内容，但我想患者在这里，这可是第一手资料。这时，患者笑了，我有点纳闷，因为没见过这样的病患，怎么问个病史就笑了呢。

这时，患者说话了："杜医生，我今天就是特意来找你看的，我对前台说就要5室的医生看。"这话说的，令我既感忐忑，又有点小激动，因为我记不起曾经发生过什么。

于是，我继续问："为什么要我看？"

患者说："上次我脾破裂，就是你帮我看出来的，你对我的病情最了解。"

至此，我才恍然大悟，原来就是他——刘军！我确实查过这样一个患者。还记得他那时来的时候，肚子有点痛，腰都没现在直，后来通过问病史了解到他是自己摔倒了，才致肚子痛，但还能忍得住。我检查时一看有腹水，虽不是太多，但我感觉不对劲，于是着重看了脾脏，看到脾脏内有异常回声，我第一反应就是脾破裂或者脾挫伤的可能性极大，于是我让他拿了报告立即去找临床医生。

我一边继续做一边问刘军："那你现在出院了吗？怎么治疗的？"

刘军说："现在出院了，保守治疗的。"

我一听是保守，为他感到高兴，因为这是最好的结果。这时，我正好叫他右侧卧位，他很配合地转了过来，我仔细看脾脏，看着脾门处有一个无回声，我有点不放心，便请我们吴主任过来看一下。

吴主任来了，仔细看了以后说："要看看里面有没有血流，没有血流就写囊性回声，让他们临床医生结合一下他的病史。"我看了一下内部没有血流，于是就按照主任说的写了。

从诊查床上起来的时候，刘军说："这次真的谢谢你们了，没有你们，我这次命可能就没了。"

我说："不用谢，医生帮你查清病情，是应该的。"

这里，我突然想起刚到医学院就读的时候，自己就宣誓过："健康所系，性命相托！"而今，我对誓言有了更进一步的体会。

（超声科　杜继荣）

每一位来检查的病人，都牵动着我们的心

作为一名超声科医生，都会与检查者有着短暂的接触。今天，一位穿着靓丽、面带微笑的孕妇听到叫号后来到了我的诊室，简单的语言沟通后她躺到了诊查床上。我像以往一样详细地检查超声所能看到的胎儿结构，检查过程中我看到了孕妇那期待的表情，也着实替她高兴。

可是，在检查的过程中，我怎么都没能看到胎儿的胆囊回声，难道是这个胎儿没有胆囊？为了不影响孕妇的情绪，我平静地对她说："请你到诊室外休息半小时后再来检查哦，因为胎儿的体位原因，有些胎儿的结构现在看得不是太清楚，过会儿胎儿的体位改变了，我再给你做仔细检查，看一下现在没有看到的部位。休息的时候，你可以喝水，少吃点儿东西，但不要快走及爬楼梯等活动幅度较大的动作。"孕妇听后表示理解，并同意出去休息半小时后再做检查。

孕妇静静地出去了，我接着检查后面的病人，间歇时我一直在想：胎儿的胆囊可能处在暂时的收缩状态，待会儿检查应该能看到胆囊。我希望我检查的每一位孕妇肚子里的胎儿都是健健康康的，都能顺利出生。

时间过得很快，检查完几个病人后，这位孕妇又进来了，再次躺在检查床上。我赶忙在胎儿腹部横切面去寻找胆囊，可是任我仔细查找，却还是没有看到一点胆囊的影子。

这时候，躺在检查床上的孕妇笑呵呵地向我问话了："医生，这次检查怎么样，我的宝宝配合吗？都看到了吗？"

我连忙说："稍等哦，我还没有看完。"

为了找到胎儿的胆囊，我把主任请了过来。主任仔细看着，可是依然没有看到胎儿的胆囊。此时，孕妇的表情有了很大的变化，她变得面色凝重，语气也急促了："医生怎么了？是不是我的宝宝有问题？我还能要这个宝宝吗？"

我看到她如此焦急，连忙轻声安慰她："你先不要着急哦，听我仔细和你说，我们在给你的宝宝做检查的时候，没有看到胆囊，但是你别急，因为没看见并不代表没有，也许胆囊正处于收缩状态，暂时没看到，需要过段时间再看看，而其他检查都很正常。"

没想到，我的解释非但没有起到安慰作用，反而令孕妇更着急了，她再也忍不住自己焦虑的情绪，眼泪哗地流了下来。一时间，我也很不安，只能继续安慰她："别急别急千万别急，下次检查也许就看到了，你放心回去，过段时间再检查看看。"

我不放心孕妇的情绪，将她的联系方式记录了下来。下班后我立刻给她打了电话，听到她的声音还是特别担心宝宝的问题，我在电话里又一次安慰了她。

时隔一周后我再次打电话给她，想看看她的情绪及态度。她说："前两天我到苏大附一院做了超声检查，也没有看到胎儿的胆囊，又到上海做了胎儿核磁共振，但依然没有看到胎儿的胆囊。”

此刻，我最担心的是孕妇不要因为暂时胎儿胆囊看不见而放弃这个小生命。这时，孕妇问了我胎儿在没有胆囊的情况下会对生后的健康产生什么影响。我针对这个问题，用通俗的语言将利弊之处详细地给她解释，反复强调了看不见胆囊并不证明一定没有胆囊，要珍惜这个小生命。她最后就说了一声：“哦，知道了，谢谢你。”可这最后的一句“知道了”，让我有了更多的想法，不知道她到底会如何看待这个问题。

两周后，我又拨通了她的电话，这次她的声音听起来比之前好了很多，而且她决定无论怎样都不会放弃这个孩子。放下电话后，我终于松了口气。

几个月过后，我估算着孕妇的预产期应该到了，于是就又拿起手机打过去，问候并恭喜她。她告诉我：“剖宫产一男婴，而且生后一周时做了超声检查，看见了胆囊。”听得出来她十分开心，我听后更是开心。

超声科医生与病人的接触时间虽然短暂，但每一位来检查的病人都深深地牵动着我们的心。医生除了要对专业精益求精，还需要发自内心地去体察病人的痛苦，给病人以亲人般的关怀，只有这样，才能做得更好。

（超声科　李鑫欣）

妞妞，你是我掌心的宝

周末快下班时，来了一位小患者，要检查脑电图。我看孩子太小，就告诉家长，孩子小不能配合，必须睡眠时才能检查，明天等孩子睡着后再来吧。

孩子的父亲说："孩子发烧后经常抽搐，医生说一定要检查脑电图。他们住在上海，去了当地多家医院都因孩子小不能配合而被拒之门外。医生说可以给孩子用少量镇静药物让孩子睡觉，这样就可以检查了。虽然医生说少量镇静药物不会对孩子的身体有影响的，可我还是有些顾虑。今天来苏州走亲戚，正好路过你们医院，就想进来试试看。"

这位年轻父亲爱女心切，我深深地理解他此刻的心情。我告诉他，试试看吧，我会尽全力的。

我仔细端详着眼前这个美丽的小女孩，她身穿粉红色带蕾丝花边的连衣裙，脚穿一双白色的凉鞋，皮肤白嫩，大大的眼睛，樱桃小嘴，头上还扎着两个朝天辫，活泼可爱。她正在用胆怯的眼神看着我。我试探着问她叫什么名字，几岁了，她马上躲到父亲的身后，没有回答我的问题。小女孩的父亲马上说："她叫妞妞，今年3岁半了。"

我想，小朋友进入医院看见白大褂就会本能的条件反射，以为会被打针所以害怕，于是我脱下了白大褂，蹲在妞妞身旁。我对她说：“妞妞真漂亮，名字真好听，幼儿园的老师和小朋友们一定都喜欢你，对吧？”这时我看见妞妞轻轻地点了一下头，我心中一喜，好兆头。我接着说：“妞妞是不是很勇敢？妞妞喜欢看动画片吗？喜欢玩游戏吗？”妞妞频频点头，她这样的反应给了我极大的鼓励。我继续说：“现在阿姨下班了，不是医生了，手里没有针的。我陪你到另一个房间做游戏好吗？”妞妞小声地说：“好的。”我马上拉着她的手走到脑电图房间，打开了机器。

“妞妞看过动画片《天线宝宝》吗？天线宝宝头上装着天线，就会发出信号，信号被电脑收到，就会画出美丽的图画来。妞妞想不想做《天线宝宝》？想不想看美丽的图画？”

妞妞说：“想。”

我说：“那好，现在我们开始做游戏了，阿姨把这些天线装到妞妞的头上，一点儿也不会痛的，看看妞妞是不是很勇敢，如果妞妞勇敢的话，头上就会发出信号来，阿姨就会在电脑上收集到这些信号，然后画出美丽的图画送给妞妞。”

我边说边快速把帽套及十八个电极装到了妞妞的头上，一边记录着波谱，一边不停地鼓励她：“妞妞真棒，我们现在要做木头人了，要一动不动，坚持两分钟好吗？坚持两分钟妞妞就胜利了，妞妞现在闭上眼睛像睡觉一样，阿姨不让睁眼是绝对不能睁开的。妞妞真乖，真是个好孩子，妞妞真厉害，妞妞马上就要成功了。”我把能想到的夸赞孩子的话都说了出来。

一分钟，两分钟，三分钟……时间在一点点地划过，我感觉此刻时间走得特别特别慢。妞妞乖乖地闭着眼睛，笔直地坐在诊凳上，两只小手放在扶手上，尽量保持着身体不动，看得出她在努力坚持着。电脑上记录的波形越来越完整了，也越来越清晰了。八分钟终于结束了，我因为又着急又担心，房间里虽然开着空调，可还是汗流浃背。我告诉妞妞，她胜利了，可以睁开眼睛了。妞妞睁开眼睛的一瞬间我看见她眼里滚动着泪珠。我马上把她抱在怀里，拍着她的肩背，向她竖起了大拇指。妞妞的父亲全程在旁边观看，小心翼翼地不敢发出任何动静。我把诊断报告打印出两份，一份给妞妞父亲，一份拿给了妞妞。

我和妞妞说："这是一幅多么美丽的画啊，有红色，有黄色，有黑色，还有蓝色，五颜六色的，多漂亮！"妞妞高兴得不得了，她说："我明天要把图画拿给老师和小朋友们看。"我说："非常好，老师和小朋友一定会喜欢的，她们会夸奖妞妞真勇敢，太棒了！"

我告诉妞妞父亲："放心吧，脑电图检查结果正常。"

妞妞父亲说："不亲眼看到这一幕真不能相信，您这么有耐心，妞妞竟然这么听您的话，太感动了，苏州的医生真好。"我微微一笑，心里是满满的自豪和欣慰。

妞妞舍不得走，她兴致勃勃地说："阿姨，我什么时候还能来做天线宝宝？你能去我们家玩吗？我有好多的玩具，咱们一起玩好吗？我会唱歌，还会跳舞。"

我说："妞妞现在可以给阿姨跳舞吗？"妞妞爽快地答应了，

她边唱边跳，我已被此情此景所感动，打着节拍附和着。妞妞跳舞的动作有模有样、有板有眼，可爱极了，她甜甜的、稚嫩的歌声飘荡在整个房间。

妞妞的父亲说，今天真是不好意思让我拖班了，他非常感谢我帮他了却了一桩心事。说完，他站起身向我深深地鞠了一躬。我说："没关系的，不用客气，拖班对我们医务人员来说是常事。"

我把他们父女送到电梯口，妞妞依依不舍地与我道别。

我想，无论大人还是孩子，在生病期间是很无助的，我们要多一分耐心，多一份爱心，多一份细心，多一份同理心，这样就可以给他们留下美好的印象，打消一些他们的顾虑，排解一些他们的紧张感，安慰一下他们的心灵。

（心电功能科　董国英）

难忘那抹笑容

春节过后刚上班，诊室里就来了一位年轻病人。他叫陈永辉，19岁，高三学生。小伙子很精神，身高在一米八左右，穿着干净利落，但是脸上写满了忧愁与痛苦。

他递过来一张申请单是检查TCD（颅脑血管超声）的，申请单上面写着“头痛四年，加重一个月”。

在打开机器前，按照惯例，我会问一些病情。我问他哪里不舒服，有多长时间了。他很不耐烦地说，单子上不是写着吗。之后无论我再问什么，他都保持沉默，紧锁眉头。我想这个年轻人一定头痛得厉害，完全可以理解他现在的心情。

我让陈永辉躺在诊察床上，开始一步步认真检查起来。

颅外动脉及颅内的前循环均未发现任何问题，于是开始检查后循环。在检查左侧椎动脉时，发现其血流速度明显减慢，而且血流频谱起始部好像有一小的切迹，切迹很小，不认真看是很容易漏掉的。左右侧椎动脉我反反复复检查了多遍，而且左右进行对比。

最后诊断符合左侧锁骨下动脉盗血综合征的脑血流动力学改变。半个多小时检查结束，我告诉永辉，检查发现他的一根血管出现了问题。

获悉查找到病因的那一刻，永辉非常激动，并滔滔不绝地讲了起来。他说自己是安徽人，四年前因为头痛就诊于多家医院，做了 CT、磁共振、脑电图等多项检查都没有查出病因。每次头痛发作就是吃点止痛药缓解一下。去年随父母定居苏州，还有五个月就要参加高考了，最近功课压力大，头痛就更严重了，每次都痛得死去活来，上课根本无法集中注意力，所以成绩一落千丈，令他痛苦不堪，现在他对高考不抱任何希望。

看着他，我想到了自己的儿子，他们年纪相仿。儿子高三那年全家总动员的情景还历历在目，偶尔儿子有个感冒发烧，全家都很紧张，生怕影响学习成绩。

他们这个年龄本该是无忧无虑、朝气蓬勃的，但是永辉却这么痛苦，我决定帮助他。

我安慰他说："永辉，别着急，我帮你联系这方面的专家，争取在最短的时间内治好你的病。"

此刻，我看到他眼里泛出泪光。

随后，我马上打电话和苏大附一院颈脑血管超声室的惠主任联系，把病人的情况详细告诉了她，并再三强调这是个高三学生，还有五个月就要高考了，希望她能给予帮助。

惠主任丝毫没有犹豫，她说帮忙安排走绿色通道，尽快检查，明确诊断，尽早治疗。我们约好第二天就去苏大附一院就诊。

第二天永辉和他的父母都来了。我先把检查的情况再次详细地向他们讲清楚，然后告诉他们苏大附一院颈脑血管超声室的惠主任是我的老师，我已经和她联系好了，她会帮助我们，现在要去苏大附一院做进一步确诊并治疗。

永辉的母亲听了我的话后，紧紧地握住了我的手，连说谢谢。永辉的父亲说，他们本是一个幸福的家庭，他本人在外面做生意，老婆是全职太太，前几年又生了一个女儿，儿女双全，家境富裕。然而，四年前，他的儿子因为一场突如其来的头痛，打破了家庭的宁静，他们心急如焚。这次无论花多少钱，只要能治好儿子的病，就是倾家荡产他们也心甘情愿。

我们一行人马上去了苏大附一院。因为是提前约好的，所以检查很快很顺利。惠主任亲自给做的检查，TCD 检查结果与我的诊断一致。为了确保万无一失，又给永辉检查了颈部超声。发现在其左侧锁骨下动脉开口处有一薄膜随着血流在翻滚，惠主任考虑是一夹层。她说年轻病人不恰当的大幅度运动可以引起血管内层撕裂导致夹层形成。

检查结束当天，永辉就住进了该院的神经内科病房。经过一个多月系统、规范的治疗后康复出院。

病好了，永辉一家人非常感动，给我及惠主任分别送来了锦旗表示感谢。从他们的言谈中我得知，出院后永辉马上返回了学校。为了高考能够取得好成绩，废寝忘食地复习备考。

转眼间，时间到了八月份，此时我正在征兵体检。一天有人喊我，原来是永辉，他脸上洋溢着喜悦与欢乐。

永辉说他高考取得了不错的成绩，他想参军到兵营锻炼自己，现在体格检查全部合格。他还说看见我真有久别重逢的感觉，非常高兴和激动，并再次感谢我的帮助，让他重新燃起了生活的希望。

看到康复的永辉，我感到无比欣慰。

医术，源于人文的关怀，而这种关怀，恰恰最早就是亲人之间的照顾。医生把患者当作亲人来照顾，也许，就是这么一个瞬间，你把病人当作最眷恋的人，你就拥有了一段刻骨铭心的体验。

医生的至高荣耀与成就，就是每一次当病人康复之后，留给你的那一抹最开朗、最真挚的笑容。

（心电功能科　董国英）

这次抽血，普通而又特殊

“啊！”一声尖叫声打断了我，我回头朝抽血窗口望去，是一个 10 岁左右的小女孩，小女孩胖乎乎的，这与她一起来的老两口形成了鲜明的对比。

“医生，我不抽，我怕！”

“不行，一定要抽。”小女孩的爷爷有点生气。

“我就是不抽！”

“不疼的，轻轻一下很快就好了。”孙护士安慰道。

“就是就是，蚊子叮一下，很快就好。”边上的奶奶也来安慰。

小女孩终于把手伸了过来，可正当孙护士要给她扎压脉带的时候，小女孩的手又缩了回去。

边上的爷爷见状立马上前抓住她的手说：“你干吗，快点，后面还这么多人等着呢。”

这时小女孩突然爆发了，站起身来甩开爷爷的手，哇哇大哭起来，爷爷也有点生气，试图控制住小女孩，可无奈年纪大了，身体又瘦弱，根本控制不住。孙护士见状说：“要不你们去边上安慰一下她，先做一下思想工作吧，后面还有这么多人等着抽血呢。”老两口无奈地把小女孩拉到了后面的凳子上。

“这种小孩子肯定在家里被爷爷奶奶宠坏了，在家里想怎么样就怎么样，在外面也这样，以后到了社会上可怎么办啊！”

“这老两口也真是可怜，一把年纪了带她出来看病，还不听话，真是要被折腾死了。”

大家见状，纷纷议论着。

过了会儿，抽血的大部队渐渐散去，小女孩又走了过来，还是来到孙护士的窗口，看样子似乎思想工作做好了。

“来，坐下吧，这次不可以再像刚才那样咯！”孙护士耐心地招呼小姑娘过来。

小女孩慢慢地坐下，一边落坐一边看看孙护士，似乎还是很害怕。

“好了，把手伸过来吧，阿姨会轻点的。”

小女孩把手放了上来，但由于害怕，她又把手缩了回去。期间还不停地看看孙护士。

“你干什么呢，快点啊，人家医生有事的啊！”老爷爷吼道。

小女孩不说话，就是拒绝把手伸过来。爷爷真的生气了，用手拍了一下小女孩的头。“你今天抽也得抽，不抽也得抽。”于是用尽全力想要按住小女孩配合孙护士完成抽血，老奶奶也过来帮忙。可是由于小女孩力气很大，老两口根本按不住她。

“啊，我不抽，我不抽！”小女孩又大叫起来。

就这样，在窗口折腾了两三分钟还是没抽成。

两位老人家这时候都累得气喘吁吁了。

“小姑娘的爸妈呢？”我问道，“你们要不把她爸妈叫来，可能她爸妈来了她就不会这么不听话了。”我也走到窗口，试图帮忙一起解决这个问题。

“医生，对不起啊，她爸妈实在来不了，麻烦你们了啊！”老爷子答道。

“怎么会来不了呢？”我心里嘀咕着。

“这样也不是办法，要不就我们几个人把她按住抽了吧，老两口弄她真的吃不消。”孙护士说。

“那我来拉住她的手，我力气大。”边上的尤阿姨自告奋勇。

“那我到窗口外面去按住她。”小邹说。

“我跟你一起去吧，估计一个人按不住。”我跟小邹一起走了出去。

终于，她爷爷按住她右手，小邹按住她左手，我在后面按住她整个人，里面尤阿姨拉住了她抽血的那只左手，终于把她固定在了座位上。即使这样，我们使出全力按住她，小姑娘还是不停地晃动。亏得孙护士抽血技术好，一下子就把血抽好了。

“这小丫头力气真大，我差点没按住。”小邹感叹道。

“是呀，我都使出浑身的力气来按她了，还好终于给她抽出来了。”我和小邹边走边说。

“医生！”老爷子喊住了我。

“嗯，怎么啦，血抽好了，到时候按照条码时间去机器上取报告就行了。”我以为他是要问怎么取化验报告。

“今天实在谢谢你们啊！”老爷子把我招呼到一边，有意降低了声音跟我说。

“这小孩子也是可怜，她爸妈都不管她，只有我们两个老的带她。”

“她爸妈呢，你们年纪这么大了，像来医院看病这种事情还是应该由父母带过来会比较好一点啊！”

“医生你不知道，我们也是没办法，这孩子的爸妈关系不好，母亲两年前就离家出走了，至今都没回来看过这孩子一眼，爸爸每天忙着上班，白天根本没空出来，现在孩子精神都出问题了，在吃药，所以定期要过来查个肝功能看看有没有问题。”

“啊？原来是这样！我们刚才还在想这孩子怎么这么任性呢！原来是生病了。”

“是的，今天太感谢你们了，没有你们帮忙，我和老伴真不知道怎么办了，过会儿时间超过了又得明天再过来，这大热天跑一趟医院真不容易，谢谢！”

今天这件事虽然很小，甚至在医院经常都会发生，但值得我们反思。在面对这种情况时，我们是不是每次都会去帮助病人，也许有时候像遇到病人不配合的时候，我们就会放弃对他们的医疗操作，这样虽然我们也没错，也保护了自己，但对于病人来说也许就失去了一次重要的治疗机会，也许就会影响到他们日后的治疗与健康。所以我们在医疗上保持冷静客观的同时，需要给予病人更多的人文关怀。我们需要牢牢记住，我们所做的工作，一切都是以病人为中心的。

（检验科　王晓俊）

患者姐姐，当初的我如现在的你

“肖老师，来一下。”

“唉，来了。”

随着俞医生的呼唤，站在妇科分诊台的我一边答应着，一边急忙往 4 号诊室奔去。

“快帮我拿一下大棉签，这个病人出血比较多，看不清楚，需要取标本。”

“医生，我是不是生癌症了？不会吧，我没有不舒服的感觉，我只是来体检一下的呀，我会死吗？我会不会像小姐妹一样生子宫癌？像她一样要化疗？像她一样会头发都掉光？啊，我好害怕，要是这样的话，我还不如死了，我还是跳楼吧！”她一句接一句，带着乞望、惊恐，无助地诉说着，同时擦拭起眼泪来。

心里有些数的我不敢流露出一丝同情、一丝惶恐、一丝无奈，我与医生一起劝说着她：“你先别急，没有说你出血多一点一定会有不好的情况，别紧张，也许没有你想象的那样呢。如果不是，那岂不是多想了吗！你先去做检查，一切等检查结果出来后再说。”

她一直念叨着“我还不如跳楼吧”之类的话，我不敢离开她，让她等着我。早已过了下班时间的我顾不上吃饭，急忙锁上诊室的门，追着前行数米的她，带她来到服务台，叮嘱服务台的同事看好她，让她打电话通知家属下午陪她一同做检查。

“医生，我都三天没怎么吃饭了，人都瘦了五六斤了，你看看我这张单子，HPV 高危型 16、HPV 高危型 18，都是阳性，是不是癌症？”

我接过单子，望着她憔悴的脸庞，想着她脆弱的心理，微笑着对她说：“别急，我帮你去问问医生。”

“对不起，还得等下一张报告单出来医生才能分析，告诉你下一步该如何做，三天过后再来我这拿另外一张报告单，别紧张，要按时吃饭哦。”我想多劝她几句，可又不敢多说，斟酌每一个字眼，该如何说，怎么说，怎样的表情才能不使她沮丧。

“报告出来我打电话给你，请你也留下你丈夫的电话，万一你忙没接到电话，我好打电话给你丈夫。”不想直接告诉她检查结果，有家属陪她来拿单子会是一种心理安慰，那样她或许能减轻一些心理压力。

每日下午送报告的时间，接到报告单，我的心都无比忐忑。我慢慢地仔细翻看着，抄录着患者的名字，想看到她的报告。隐隐中似乎又不想看到，似乎想让时间定格在这一刻。她的报告最终还是呈现在我的眼前。诊断意见：高度鳞状上皮内病变，建议宫颈活检。

患者姐姐，如果你明天来拿报告，我想对你说：“生命是如此珍贵，能如我一般不？！当颅内延髓部位占位性病变核磁共振报告出来时，丈夫对我撒了谎，说是有人撞了他，撞了一脸的水。

当时的我明白，他哭了！心里眼里的泪梗在喉，我不敢多问，转过面孔。待床边无人，不敢出声哽咽泪流。我年迈的父母、恩爱的丈夫、在校读书的孩子……我能舍下谁！那时我视力严重下降，一个人走不了路。我想如果上天能告知我健康快乐的日子还剩下多少，我宁愿生命短暂一些放弃那些没有生活质量而活着的日子。当初的我如现在的你，紧张、惶恐、无助，只是因为工作的原因比你懂得多一点，生死离别见得多一些，比你镇定一些。我不会自寻短见。我终究是恢复了，回到我心爱的工作岗位。你能如我般努力不放弃吗？！”

患者姐姐，生命是坚韧的，我不想你这样；生命有时却是如此脆弱，我不敢多想，怕你无助、渴望的眼神留在我心里一辈子，就如我踏上工作岗位一年后，接诊的自寻短见的那个患者。17岁的帅气男孩，有机磷农药中毒后七天在我班上离去，那帅气的样子，二十年来一直烙在我的心里，每每念及还会让我眼睛湿润。我不想你这样！

有一种性格叫作癌症性格。科学家大致总结为为一点小事就焦虑，什么小事都较真，但遇事喜欢憋在心里。他们习惯克制压抑自己的真实想法，其实总是在生气。他们往往心里脆弱，经不住打击，总觉得孤独、无助，活得很累。

这种人的肿瘤发病率比一般人高了三倍以上。

有时候性格决定体质，愉快、良好的情绪能增强免疫力，而消极沮丧的情绪则降低、抑制了人的免疫功能。美国学者还发现过更有趣的现象，战争中胜利者的伤口愈合得比较快。

多希望你给自己一些生活的阳光。无论出现怎样的状况，我们都要开心地活着。流泪是一天，微笑也是一天，何不对它说：滚蛋吧，疾病君！生活记录了美好，还有好多崎岖等待着我们。我们要调整好心态，才能去面对它，才能战胜它。我愿看到你的微笑，十年、二十年、三十年，若干年后回头望望，我们因为坚韧而幸福着。

患者姐姐，我在等你来拿报告。

（门诊部　肖江丽）

面对鼓励，我们没有借口逃避

一盏温暖的小灯在眼前轻轻晃动，朦胧中有一位优雅端庄圣洁的女士提着小灯走进我的视野。

“终身纯洁，忠贞职守。尽力提高护理之标准，慎守病人家务及秘密……”

“爱心、耐心、细心、责任心。”她坚定地宣誓。

这是南丁格尔吗？我们护理事业的鼻祖！今天，在护理环境如此严峻、白衣天使背后的翅膀正在变得越来越沉重的情况下，我依然梦见了她——南丁格尔！

何其幸，又何其不幸！如果是十年前，对于自己选择的护理工作，我会感到自豪，感到骄傲。那时候，工作总是精神饱满，充满热情，认真负责地对待每位患者。即使有时一次性静脉打不进，患者也会体谅，我们与患者的关系就像亲人朋友。患者发自内心尊重爱护医护人员，既利于医护人员成长，也利于护理工作的顺利开展。

但是，在今天，伤医事件频频发生，让我们医护人员心疼、心伤、心寒，寒窗苦读数十载，认认真真兢兢业业地坚守在工作岗位上，却因为各种误解被唾骂、被伤害，那是多么可悲可叹！

每当类似事件发生，特别是在身边发生，都会让我困惑、迷茫。但是，为了心中的信念，我仍坚守岗位，决不言弃。

记得有一次，一位妈妈抱着孩子心急火燎地跑进急诊科，大喊大叫道："护士，我家孩子发烧了，快来看看啊！"我们立刻给孩子测量体温，显示 38.5℃，指引她们到儿科去。

但是，当时急诊儿科病人较多，没法马上看，这位妈妈立即开始发飙，冲到我们面前，大声怒斥我们："你们医生护士缺乏医德，不负责任，我家孩子发烧，你们也不赶快看，耽误了病情怎么办？我要投诉你们！"

尽管对方怒气冲冲，但我们还是耐心地和她解释："孩子妈妈，你别急。你看，小朋友被你吓哭了。你一急，他比你还害怕。"然后转身笑着对孩子说："宝贝乖，不要哭哦！"又对孩子妈妈说："孩子妈妈，你别急，先给孩子喝些水，利于排尿出汗。他现在温度还不算很高，你前面排队的小孩发烧有 39℃以上的，他们都在耐心地排队。你不要太紧张，你看，孩子精神挺好。我去看看前面还有几个人，好吗？"

经过这样一番安慰、解释，这位妈妈的心情立即平静了下来，静静地等候。很快，前面的患儿都看完了，轮到这位小朋友了。等到小朋友看好病，拿好药，交完费用，那位妈妈在临走之前特意过来与我们打招呼，与我们道别。

以后，这位母亲带孩子来看病，看见我们时态度和语气已经完全不一样了，感觉她已经能够体谅我们医护人员了。有一次，小朋友烧得很高，需要补液，因为孩子小，血管很难扎。第一针没打上，孩子哇哇大哭，我的手心微微冒汗，感觉压力有点大，想换个护士来打。这时，这位妈妈轻声对孩子说："宝贝，勇敢点，不哭哦！我们再坚持下，让阿姨再来打。"然后她转过脸，温柔地对我说："来吧！我们宝贝很勇敢的！"

孩子妈妈的鼓励，给了我信心，我不再退却，很顺利地打上了。这时，孩子妈妈又说："我看你们年纪都不轻了，每天还倒班，真是不容易。现在每天都有新闻报道医院的负面消息，但我相信绝大多数医护人员都是尽心尽责为患者看病的。每个人都在成长，必须要有良好的环境和土壤，才能培养出优秀且有良好医德的医护人才。我相信现在恶劣的从医环境慢慢会得到改善。"

听到孩子妈妈这番发自肺腑的真诚话语，我的心中温情涌动。是啊！作为患者，能体谅我们工作不易，还给我们鼓励打气，我们又有什么理由和借口，逃避这种现状呢？

今天，面对严峻的医疗环境，更需要我们坚守阵地，坚守自己的信念。也许前方的道路崎岖，但只要我们不忘初心，坚持与各种挫折对抗，相信不久的将来，我们会迎来曙光！

（门诊部　陆梅）

在你生命最脆弱的时候，让我握紧你的手

经过抢救团队数小时的奋战，患者的意识逐步在恢复，此时此刻的我们早已饥肠辘辘。在轮班午餐的同事接班后，虽然我的肚子也咕噜咕噜地响着，但我还是再一次来到患者床边：她身上插着各种管子，胸部随着呼吸机的节奏规律地起伏着，多路液体在她的静脉中流动，药液、仪器维持着她孱弱的生命。

突发的疾病把这个处在知天命年龄的妇女拽到了死亡边缘，虽然经过积极的抢救，患者的生命仍然岌岌可危。我看了看她微闭的双眼，又一次整理了管路、调整了输液滴数，最后捋了捋她额前的发丝，握了握她的手，轻声说了句“加油”，才将她交给了我的同事。

午饭后传来了好消息：患者有意识了。我迫不及待地去看望患者。此时，经过医生的允许，患者的女儿已经来到她的床边，母女俩的手紧紧地握在一起。尽管此刻的她依然微闭双目没有眼神交流，气管内插着管子无法言语，我依然能感受到亲情带给她的慰藉。

或许是感受到了我的到来，她突然睁开了双眼，泪水瞬间溢满她的眼眶。她伸出另一只手，一把抓住了我。我俯下身体，轻声说：

“勇敢点，不要怕，我们都在你身边。来，我帮你再测下血压。”在我试图抽出手去按下血压测量键时，明显感觉到她抓得更紧了。我再次俯下身体，说：“你不要怕，我就在你身边。你能认出我吗？”她微微地点点头。

这时，我有点困惑，抢救过程中，她意识不清，她是如何记得我的呢？仿佛为解开我的疑惑，她的女儿开口了：“妈妈，你记得谁抢救你的吗？你要谢谢她吗？”她点了点头，眼神再一次地望向我，那眼神分明在说：“是的，谢谢你帮助了我。”

我用力地握了握她的手说：“好的，谢谢你记得我，我们一起努力哦。”她轻轻地点了点头。在我的安抚下，她微微地闭起双眼。看着她似睡非睡的样子，她的女儿示意我可以抽手了。我小心翼翼地抽出了我的手指……猛地，她又睁开了眼睛，手抓得更紧了，紧跟着头也吃力地摇晃起来。我赶紧握紧她，拍着她的手背说：“不走不走，你放心，我陪着你。”她点了点头，又一次闭上了眼睛，安详而平静。

她的女儿看她死死拽紧我的手，哽咽着反复道谢与道歉。我也不再试图离开，甚至因为担心把她惊醒而不敢有一丝移动。我弓着腰，静静地看着病床上的她，始终紧握的手让她的内心充满了平静与安宁。于是画面被定格：女儿在右我在左，她正沉沉地睡去，而我的内心不再平静。不管她是否知道昨日抢救时的彻夜不眠，不管她是否记得今天护理时的汗流浃背，她的紧紧一握，足以化解我所有的疲惫与辛劳。

作为急诊人，我们面对神志不清、意识模糊的患者时，或是沉着冷静，或是雷厉风行，所给予的付出从未想要回报，一心所愿就是让患者在我们的手中得到起死回生的机会。我们常常以为是忘却，但偏偏却是记得，即便在患者的弥留之际。

或许在我们眼中，他们只是我们的工作对象——被抢救的患者；而在他们心中，我们却是他们危难时刻的唯一。生命的托付赋予了我们天使的荣耀和职业的自豪。抢救室内不仅要有高超的技术、精密的仪器和先进的设备，更需要有人性的温度。

你的一句鼓励，或许就是他们战胜病魔的动力；你的一次抚慰，或许就给予他们大剂量的生的希望；你指间传递的温度，或许就能温暖他们生命的严冬。当他们像需要亲人般需要我们的时候，何尝不让我们感动。或许他们是需要，或许他们是感谢，或许他们根本就不记得谁在参与抢救，可是这又何妨？在还无法用语言表达的时候，单凭对白大褂亲人般的信任，单凭一个眼神、一次握手，就足以把我深深地打动！

来！让我握紧你的手，在你生命最脆弱的时候；让我握紧你的手，在你面对死亡恐惧的时候；让我握紧你的手，引领你一起穿越布满荆棘的旅途，战胜病魔，拥抱明天！

（急诊科　周宏艺）

那一刻，我的眼泪差点控制不住

护士是一个高尚的职业，一顶燕尾帽，一袭白衣，俨然是天使的化身，穿梭在病人身旁，为病人保驾护航。

很荣幸，我能成为一名护士，没有华丽的语言，没有轰轰烈烈的感人事迹，我就是一名普普通通的护士。

我在急诊室工作。急诊室是一个高强度、高压力的科室，病种多、病情复杂。它就像一个万花筒，每天都有不一样的风景，变幻莫测。生老病死对于我们来说已经见惯不惊。可是细心留意，身边始终弥漫让我们感动至深的亲情、友情。都说患难见真情，可怜天下父母心，接下来我讲的故事可以诠释一切。

那是一个阳光明媚的早晨，一个 30 岁左右的男子抱着一个年轻女子，身后跟着一个 50 岁左右的女人来到急诊科。那天我刚好当班，了解情况之后才知道他们是带这个年轻女子来更换导尿管的。可是，这背后的故事让人心酸又感动。

这个年轻女子 20 岁时出了一场车祸，导致高位截瘫，陪她来的是妈妈和哥哥。她的生活完全不能自理，妈妈丢下工作照顾她的饮食起居，还要帮她做功能锻炼。哥哥非常努力地工作挣钱为她看病。妈妈在谈及此事时一把辛酸泪，心疼女儿在如此花季的岁月遭这么大的罪，痛恨司机到现在还没有得到应有的惩罚。可是女儿的脸上却始终洋溢着笑容，其实她是为了安慰妈妈。

由于高位截瘫，她的肢体只要受到外界刺激就会过度痉挛。在更换导尿管的整个过程中，妈妈的手紧紧抓住女儿的手，为女儿擦去额头的汗，安慰着女儿。

妈妈说:“女儿是我身上掉下来的一块肉,我不能丢下她不管。”

女儿说：“妈妈年纪大了，我不想让她白发人送黑发人，再痛苦我也要坚持，好好活下去！”

我听了之后，一股热流涌上心头，眼泪差点控制不住，真心感觉这一家人是多么不容易。望着他们远远离去的背影，内心五味杂陈。

在之后，几乎每个月他们来换导尿管时我都当班，我想这也是一种缘分吧！这样一来,我与他们熟悉了,感觉像是老朋友一样。每次他们来我都主动热情接待，尽心尽力地为他们服务，让他们感受到至少还有我们，我们的爱就在他们的身边，永远不离不弃。

幸福的家庭也许都一样，不幸的家庭却是千差万别，她这样的病情非一个常人家庭所能承受的。作为一名护士，我要努力做好自己专业能力范围内的事情，与病人及时沟通，了解他们内心的真实感受，给予他们心理上的支持和心灵上的安慰。也许我们一句关心的话、一个亲切的动作，都会让他们倍增继续坚持下去的勇气和力量。

我们是医护工作者，但我们不是在简单机械地工作，我们要了解患者内心的真实感受和需要，视他们为自己的朋友，这样才能为我们的工作增添色彩，融洽医患关系和护患关系，使我们在工作中收获意想不到的快乐与认同。

（急诊科　兰超美）

娜娜告诉我们，ICU 也是可以充满温情和希望的

寒来暑往，我成为一名护士已经有九个年头了，看尽了人间的生老病死、悲欢离合，总有几个人在心底挥之不去，总是在不经意间，突然跃上心尖，有甜蜜也有苦涩。还记得有一位叫娜娜的姑娘，她的坚强让我重新认识了 ICU 的护理工作。

年轻姑娘娜娜跟着丈夫来到了美丽的苏州，原打算在这里开始新的生活，但是有一天突然肚子疼，为了不给丈夫添麻烦，因为丈夫还没找到工作，就忍忍吧，可能是吃坏东西了……

但是，命运之神没有眷顾这个年轻的姑娘，腹痛没有缓解，忍了一周，腹痛加剧。实在没办法，她来到了我院急诊室。由于病情复杂，妇科联合外科会诊，并决定马上手术。术中发现是阑尾充血水肿并发穿孔，腹腔有大量脓性液体（吸出共计 1000 ml），有恶臭，脓液混浊，带浅绿黄色，术中使用生理盐水 7000 ml 反复冲洗腹腔，术后转入 ICU。

面对妻子严重的病情，年轻的丈夫很无助，一夜之间像老了 10 来岁，蓬头垢面，20 岁的小伙子脸上写满了沧桑，默默坐在 ICU 的门外，不知所措。当我们要求他去买生活用品时，他结结

巴巴地说："我……我没有……钱，我只有五百块，都……交了住院费……"说完很羞愧地低下了头，但是他好像又想到了什么，立即抬起头来对我们说："但是我会去借钱的，你们一定要好好治！"面对他恳切的眼神，我们都不知道该说什么，只能一个劲儿地安慰他："你放心，我们会尽力的！"

与此同时，住在ICU里的娜娜醒了，但是由于插着气管插管，她不能讲话，那双美丽的眼睛里充满了恐惧、疑惑、不安，由于双手被约束住了，她害怕极了，用力挣扎着。

这时候，护士长悄悄来到床边，握住她的手，凑在她耳边，对她说："娜娜，别怕！你现在是在吴中人民医院的ICU里。因为你的病比较重，所以要在这里监护一段时间。你别怕，我们都在你身边。你丈夫也在外面等着你，你好好配合我们，争取早点恢复出去。这个管子插着是很难受，但是请你忍耐一下，这是保护你的气道，避免发生气道感染，情况好的话可以早点拔掉。好吗？"娜娜仍是一脸疑惑，但她已经停止了挣扎。

之后，床位护士每隔一段时间就来到娜娜的床边关心她、安慰她，还教会娜娜运用手势进行简单的交流。娜娜真是一个坚强的女孩，虽然浑身插满了管子，又不能讲话，但是她一直很配合治疗。由于家庭的经济问题，娜娜连生活用品都没有，ICU的护士姐妹们真是心疼这个坚强的女孩，自发利用科室的爱心基金为她购买了生活用品。

护士长将生活用品放到娜娜的床边，柔声对她说："娜娜，这是我们大家送给你的，希望你早日康复！"虽然她不能讲话，但是我们看到她的眼里噙满了泪水，那是感动、感激的泪水。之后，她更加配合我们的工作，有时候在翻身后，她会主动要求把双手约束起来，避免自己意外拔管。

最后，由于娜娜的坚强与配合，她终于顺利地被拔除了经口气管插管，并转到了普通病房，临走前她和丈夫不住地对我们说："谢谢！"

在 ICU 待了五年，已经习惯了病人烦躁不安、各种情绪失控，甚至连医务人员都觉得清醒的病人不适合待在 ICU，这里像是一个冰冷的治疗机器。

但是，娜娜真的很坚强，虽然打着呼吸机，因为她的配合，我们很少给她使用镇静剂。她的坚强告诉我们，ICU 也是可以充满温情和希望的地方。我们的护理工作不应该是冰冷的治疗、护理，病人更需要的可能是一个肯定的眼神、一声耳边呢喃的"加油"、一次充满生的力量的握手……

加油，娜娜！加油，白衣天使们！

（ICU　龚如锦）

今天多亏了你，你的微笑让我觉得很安心

微笑，是情感的语言，有着无形的力量，如同寒冬里的暖阳，温暖着心灵；如同黑夜的繁星，闪耀着希望；如同海面上的灯塔，指引着方向。

医院，是一个让人觉得既熟悉又陌生，既充满恐惧又满怀希望的地方。有时候，医务人员一个细小的举动，也牵动着患者的心。进入医院，患者的内心是彷徨的，是排斥的，是渴望被关注的，这时候，医务人员的一个真挚的眼神，一声亲切的关怀，一个轻柔的动作，也会让患者有如沐春风般的感受。

手术室对于患者来说，是神秘的、陌生的，甚至会觉得是冰冷的，让人望而生畏。所以，当患者听到“手术”两个字的时候，内心的恐惧感是可想而知的。这时候，他们需要来自各方面的关心与包容，他们害怕在如同迷宫般的手术室中迷失了方向。所以，我们既负有拯救生命的使命，还要有抚慰心灵的责任。

我们每当见到患者的肿瘤被切除了，见到新的生命诞生了，我们的内心总是充满了幸福。为了抚慰手术病人，我们努力践行人文医学，把人文关怀落到实处。

这天，一个下肢骨折的病人被推进了手术间，我和同事像往

常一样去接待，发现患者是一个小女孩，由于疼痛和恐惧占据了她的内心，因此进入手术室的时候情绪极不稳定，浑身都在颤抖，对各种治疗也是抗拒的，眼眶里尽是泪水。我们知道，她是因为无助，因为恐惧，因为对手术相关知识的缺乏，所以引起了她巨大的不安。

我依偎在她的身边，把她的手放入我的掌心，轻柔地握着，和同事们一起耐心地安慰她，用真挚的微笑让她相信我们，相信手术会做得很好，相信我们会把她安全地送回病房。我指导她慢慢地深呼吸，尽量把自己放松，边说边轻抚着她的额头，给她以亲人般的关怀。很快，她就安静了下来，变得十分听话，非常配合地完成了手术。手术顺利结束了，离开手术室的时候，她微笑着对我说："今天多亏了你，你的微笑让我觉得很安心。"

听她说这话，我的内心热乎乎的。有时候，我们的一个小小举动，一个细微的表情，也许自己都没有察觉到，却深深地感染了我们的患者，因为医院带给人们美好的回忆总是太少，人们出现在医院都是在最脆弱的时候，我们所在的地方应该是充满了爱的，在爱的包围下，让患者十分安心地接受手术。

（手术室　高薇）

这份用心，最终会传递到病人的心中

患者是一个特殊的群体，他们不但具有身体上的疾病，心理上也处于一个焦虑、紧张、恐惧，需要被关心、被支持的复杂状态。因此，尊重患者的生命价值、人格尊严和个人隐私是护士和患者达到有效沟通的前提条件。我觉得，要进行良好的护患沟通，提升共情能力、学会换位思考是必不可少的。把自己视作是病人来揣摩病人，充分感受他们的心理活动，才能够真正了解患者的痛苦，体谅他们的行为。在临床工作中，经常会碰到一些患者不配合我们的工作，所以当自己遇到特殊的病人时，也会不自觉地花更多的心思替对方着想。这份用心，最终会传递到病人的心中。

依稀记得，那是一个聋哑病人，做一个锁骨取内固定手术。接到手术准备间时，她的身体，包括头，完全盖在被子里，可见当时有多恐惧与害怕。当时看到这样的病人，再听说又是聋哑病人，不免心里郁闷，但我仔细一想，换位思考一下，就能深深体会到患者这种行为背后隐藏着的原因。很幸运她是识字的，这就好办了。我先是轻轻地拍了一下她，这时她从被子里探出了头，我指了一下她的腕带，聪明的她也知道了我的意思。于是我拿着病历和她的腕带认真地核对一下，接下来就开始在纸上交流。

我：你好，我是负责你的护士，姓王，大家都叫我小王。你不要紧张，配合我就行。

她点头表示同意，但眼神里还是透露出一丝紧张，把被子拉到了嘴边。

我：今天吃东西了吗？包括喝水。

病人：没有。

我：有没有什么药物过敏？

病人：没有发现过。

我点头表示好的，经过一系列的沟通后，她也开始慢慢信任我了，头也完全探出来了。

我继续写道：等等，我要在你手上放置一个留置针，可以放几天，打针的时候有点痛，刚才我也看了一下你的静脉，很好，你只要配合我不动就行。

病人点头同意。

我：等下衣服要反穿，有利于手术消毒。

核对了手术标记后，她也很配合地在我的协助下把衣服脱掉。

我：等下进手术间后要更换床，你不要坐起来，平移到手术床就行了，我会协助你一起换床。等下你有什么不舒服，拍拍我，我就知道了。

然后给她挂好水，送她入房间。打好麻醉，医生消毒铺巾，到手术结束，她整个过程都很配合。我给她竖了个大拇指，表扬她很配合。她脸上也露出了微笑，最后给我们做了一个手势，虽然看不懂，但可以确定是对我们工作的肯定与信任。

护理工作因为融入了人文关怀，其内涵才丰富和深刻，才显得伟大和高尚，并被人们所称颂。试着关心、了解每一个患者，虽然会使我们的护理工作更加复杂，工作量也会更大，我们会更累，但是患者满意了，不再抱怨了，我们会得到更多的理解和尊重。我相信，我们大家都是愿意这样“累并快乐着”。

（手术室　王丽珍）

只要利于健康，我会一直陪在你们身边

周二，忙碌的一天又开始了。

当得知今天有一个 5 岁的小孩要做疝气修补术时，我不由担忧起来：一是担心静脉打不进，二是担心小孩不配合。怎么办呢？就在我思索着对策时，一眼就瞅见勤工已推着小孩进来了，我连忙迎了上去。

进来的小孩名叫贝贝，旁边站着贝贝的父母。妈妈的手紧紧握着贝贝的手，边摩挲边说："贝贝，要勇敢啊，昨天我们已经约定好了。"我转过头，看见贝贝的眼里还噙着泪水，显得局促不安，双手把被子拉得高高的，半张脸都被埋了进去。我摘下口罩，核对完基本信息后，笑着说："贝贝，等一下阿姨陪你进去，但是爸爸妈妈要在门口等着……"我还没说完，只见大颗大颗的泪珠从贝贝的脸上滚落下来，贝贝咬着嘴唇不敢哭出声，虽然有些不忍心，但我还是推着他进了准备间。

准备补液时，我发现他有留置针，顿时安心不少，跟他闲聊了起来："贝贝，不要害怕，等一下进了房间，叔叔会让你睡一觉，睡醒了就好了，一点也不疼。这次表现好的话，我会跟幼儿园老师说哦，她肯定会当着全班小朋友的面表扬你非常勇敢，对不对？"

他机械地点了点头，“嗯嗯”地应着。因为医生说要等专家，可能要等一会儿，所以只能先在准备间等着。我怕他无聊，拿出手机问他要不要看一会儿动画片。

“要！”贝贝清脆响亮地回答。我莞尔一笑，他马上就沉浸在他喜爱的《超级飞侠》中了。

墙上的时钟“滴答滴答”地走着，同事们都在忙碌着，准备间就只剩下我和贝贝。漫长的等待使我不觉焦躁起来，贝贝也不再盯着屏幕看了，眼睛左看右看探查了一番后，“哇”的一声大哭了起来，那势头如千军万马奔腾而过，拦也拦不住，劝也劝不了。

护士长听见了，赶紧走了过来，我们几次试图安慰，一点效果也没有。我思索着，这样下去也不是办法，与护士长商量后，决定让贝贝妈妈进来陪伴。

果然，贝贝看到妈妈后，哭声渐渐小了，我跟她解释道：“贝贝一是可能对陌生环境感到害怕，二是空腹时间长造成不适，三是等待的时间长了点，故而情绪一下子爆发了。请您谅解，您进来陪陪他，可以缓解他的压力。”于是，我们一起等待专家到来。

不一会儿，医生通知可以进手术间了，专家马上就到。于是，我对贝贝妈妈眨了眨眼睛，妈妈立马领会，“贝贝，你跟阿姨一起进去，睡一觉后，醒了睁开眼睛第一个看见的就是妈妈，好不好？妈妈就在这里等你，你是最棒的！”

“你是最棒的，我们贝贝是个勇敢的孩子。”我们边说边进了房间。

这次贝贝很听话，手术半个多小时就结束了，拔管后贝贝苏醒了，他被推进了复苏室，一睁眼看到了妈妈，就安心地休息了。

手术如此顺利，我不免惊喜万分。陪伴，是最好的良药，只要利于病人的身体恢复，我们会一直陪在你们身边！

（手术室　杨虹）

护患配合，共渡难关

作为一名助产士，每天工作主要是与产妇和新生儿打交道，看到新生儿健康地出生、听到那一声响亮的啼哭，我都会倍感骄傲和自豪。工作十年来，每天只要踏进产房，我就像打了鸡血的战士，随时准备“开战”，保持积极乐观的心态去帮助产妇。因为生孩子，对于产妇以及她的家庭都是极为神圣的事情。

早上八点交接班，接到一个夜班留下来的产妇，当时见到产妇的第一感觉就是：人矮，肚子大。产妇情绪烦躁，大喊大叫地翻来覆去。我翻阅病史，身高 150 cm，经产妇，B 超显示胎儿双顶径 100 mm，腹围 378 mm，提示巨大儿可能，还有脐带绕颈两周。我的心里一阵担忧，那么大的肚子生得出孩子吗？我害怕出现肩难产，在一旁的丈夫也是一脸紧张担忧的神情。

我走到产妇面前进行自我介绍：“你好，我是汤静，是今天的助产士。你今天一切治疗和护理全由我来负责，有什么需要和想法可以告诉我，好吗？”

此时，经过漫漫长夜试产的产妇已失去了耐心，更加烦躁不安，不停地喊叫，抓头发，捶床。我知道每个产妇到了宫口近开全的时候都是最痛的，控制得好后面就很快，控制得不好就可能导致胎儿宫内窘迫。我与她交流的时候，她完全不听我的，我让她先保存体力不要胡乱扭动，她烦躁地看了我一眼说：“疼死了，可以手术吗？”她丈夫也赶紧接过话说：“医生，剖腹产吧，大人太痛苦了，我看不下去了。”我一边安慰她，一边耐心地讲解顺产的好处。这时候，她好像也没有之前那样烦躁了，听着我说话，按照我的法子做深呼吸。

看着她丈夫不知所措的样子，我说：“你也不能干坐着，我们一起给她加油鼓劲。来，你跟我学，给你老婆做放松按摩……对，很好。”她丈夫一开始很生疏，跟我学了几遍也有模有样，小心谨慎，生怕老婆不舒服，他的心情我完全能够理解。我对他说：“其实你老婆现在最需要的就是你的支持，你这个时候千万不能气馁，要相信你老婆。”

我一边做一边不停地鼓励，给予产妇生理和心理的安慰，认真指导她正确的呼吸法。功夫不负有心人，终于在十点的时候看到胎头。她和她丈夫听到我说快要生了，激动地对我一连说了好几个谢谢！

我抑制住心中隐隐的担忧（害怕肩难产），对她说：“等会儿接生，你可一定要配合，你的孩子大，你先储备好体力，该用力的时候好好用力。你放心，等会儿我也会喊人过来帮忙的。”

就在我转身去解手时，她立即说：“你别走，你走了，我害怕。”听到这句话，我内心充满暖意。我尽心的陪伴与指导，换来了她如此重大的信任，说明我前面做的都是值得的。

我走到她身边，拍拍她的手，说：“我是去解手，马上就来，放心，别紧张，等下还是我给你接生。”两口子像是吃了定心丸，耐心地等待。

一切准备就绪，准备接产。不多时宝宝的头顺利娩出，可就在此刻出现了“龟缩症”，我意识到发生了肩难产，立即启动肩难产紧急预案。医生与其他助产士听到呼叫马上赶到分娩室帮忙，在场的医护人员一起把产妇的双腿向其腹壁屈曲。她和丈夫很紧张，还不明白发生了什么，我立即告诉他们现在出现了肩难产，要好好配合，让家属先出去。她丈夫毫不犹豫地出去等待。

我的一位同事马上在产妇趾骨上方按压胎儿前肩。终于，三分钟后，孩子出来了，经过初步复苏，孩子发出了响亮的哭声。听到孩子的哭声，大家都松了一口气，产妇也流下了热泪，她知道她的孩子没事了，对我们不停地道谢。

我说：“你与你丈夫都很配合，孩子 8 斤 2 两，巨大儿，所以你生得困难，不过结果是好的，你现在的任务就是调理好自己的身体，不要太激动，不然容易大出血。”听完我的话，夫妇俩对我说，一定要表示感谢。我说，一切都是应该的，不用谢。

两天后，产妇和她丈夫居然特意送来了鲜花和锦旗，以示诚挚的谢意。我很惊喜产妇的真诚，也为自己能帮助到他们而感到由衷的开心。

（产房　汤静）

人文关怀，就在我们平常工作的一个个细节中

“天使”是幸福和温暖的象征。我们的护理姐妹被誉为“白衣天使”，是人们对护士形象美和内在美的深情赞誉。一袭飘然的白衣，是一颗纯洁的心灵；一顶别致的燕尾帽，是一项守护生命的重任。

无数个阳光灿烂的早晨，我们倾听治疗与护理的协奏曲；无数个不眠的夜晚，我们感受生存和死亡的交响乐章。我们负责病区的点点滴滴，大到医疗救护，小到更换衣物，哪里没有我们护士穿梭的身影？而人文关怀，就是连接护士和病人的桥梁，让我们从相识到相知都保持着心与心的沟通。

“护士，医生给我开了涂皮疹的药，可我背上涂不到，怎么办？”

“护士，我也要涂背上，今天老伴不在，你能帮我涂下吗？”

“护士……”

作为皮肤科病区的日常，每天除了护理治疗外，有时帮病人背上擦药膏，也成了我们护理工作中的一部分。对此，我们都非常乐意帮助病人，但平时不忙的时候还好，如果碰上输液高峰段，往往就有点顾不过来了，要让病人等很久，我们的内心都感到歉

疚。

怎么办呢？为此，我们科的护士姐妹们绞尽脑汁，希望能想出一个病人在急着要涂药的时候，可以自己擦药的办法。这不，经过几个星期的冥思苦想，上周，护士王琴终于找到了解决之法——不求人擦药器。

王琴发明的这个“不求人擦药器”，不仅长度可以收缩，而且头是毛絮滚轮状的，可以拆卸、更换、清洗，使用起来非常方便，病人自己就可以将药膏涂到背上，真正做到了不求人，受到了大家的一致好评。小小的一个擦药器，体现了我科护士对病人的深深关怀。

还记得上周，1 床的李大伯出院的时候对我们说：“你们这里的护士都很温柔，态度也都很好，生病期间你们对我照顾得非常周到，谢谢你们啊！”几天前，6 床的徐阿姨买了菠萝回来，非要分给我们吃，她一个劲儿地说：“你们吃点，吃点，平时看你们那么辛苦……”还有 7 床刚出院的张叔叔，12 床的赵大爷，都向我们表达了同样的感激之情。听着病人一句句暖心的话，我们心中也是暖暖的，平时工作的忙与累，在刹那间都被融化了。

人说老吾老以及人之老，幼吾幼以及人之幼。其实，人文关怀并不复杂，离我们也并不遥远，它可以蕴含在我们平常工作的每一个细节当中。病人焦急挂号时，它在我们耐心解答的话语里；病人输液时，它在我们温婉轻柔的动作里；病人出院时，它在我们祝愿康复的祝福里……如果我们每一个护理工作者对待患者都能像对待自己的亲人那样，我深信，终有一天，人们眼中“冰冷的”

医院，一定会变成“温暖的”医院。

医学，是有温度的。

（二病区　高雯雯）

那一刻，我们的感动油然而生

我与吴医相伴九载有余，日班、中夜班的轮班式工作，看似日复一日的枯燥无味，但每天在医院发生的点点滴滴，却融汇了太多的感动与温暖。作为一名产科护士，我每天都要迎接一个个小生命的诞生，分享着小生命的父母的喜悦。

新年的医院依旧人来人往，我们一如往常地坚守在岗位上，早已习惯了这样的节奏，并且还会自娱一下，过节上班也很好啊，上班路上都不会堵车，呵呵呵。

踏进病房，与见面的每一个人打招呼说："早上好，新年好！"也会有产妇出院时专门送我们水果吃，笑着对我们说句："辛苦你们啦，谢谢你们，我们回家去喽。"

每每听到这样的告别，这一句"辛苦了"，就会觉得心里很温暖，觉得自己的工作得到了产妇及家属的肯定，平时所有的付出都是值得的。有时，我们也会开玩笑地回句"欢迎再来生二宝哦"，大家乐呵呵地笑着，非常暖心。

近期，病房里有一位产妇，905床的李雨儿，由于先兆子宫破裂，脐带绕颈，胎膜早破行剖宫产，产下一名3700 g的男宝宝，术中羊水Ⅲ度污染，且胎膜早破，术后予补液抗炎缩宫治疗。

在产妇出院前一天，主诉手臂有些痛，一看手臂上开始发红且伴疼痛，一检查发现有条索状物形成。床位护士立即向护士长做了汇报，即刻给予硫酸镁局部湿敷，查明原因是补液中有一瓶多种微量元素，这种药有刺激性，可能是刺激了静脉，导致了静脉炎的发生。

次日，李雨儿出院了，当时手臂上的静脉炎并未完全好转，出院带了硫酸镁回家继续湿敷，这件事情我们大家一直都放在心里。

静脉炎在产科病房很少发生，于是我们向内科护士请教学习，护士长也组织我们大家一起找来药物说明书，仔细阅读学习这个药物的使用。

三天后我们打电话联系了李雨儿，在取得她的同意后，我们到她家做了出院后的随访，查看她手臂上的静脉炎已经好转。我们带了喜辽妥药膏给予外涂，并指导了用法，又为小宝宝做了检查及脐部护理，大家共同分享了许多宝宝的护理以及产褥期的护理知识。

期间，李雨儿一直对我们说："没事的，让它慢慢好，不要紧的。谢谢你们来看我。"她的家属也不停地向我们致谢。

说实话，发生静脉炎后我们一直自责，觉得要是我们能在平时巡视病房的过程中，再看得仔细些，多询问一句，或许会早一些发现，早一些做处理。

而今，反倒是产妇反过来安慰我们，理解我们，那一刻，我们的感动油然而生！

（九病区　顾晓君）

爱要慢慢来，花会自己开

凌晨三点多的夜空已经开始微微泛白，产房来电，有一个轻度窒息的宝宝过来。注定又是个不眠之夜。伸伸懒腰，撑了撑有点静脉曲张的腿，起身准备迎接新生命的到来。

1

是个可爱的孩子，瞧，这樱桃小嘴微微上扬，深深的双眼皮印，就这么安安静静地躺在小床上，完全不屑陪我们这些老阿姨一起庆祝她的降临，傲娇的小表情看着心都要化了。

孩子的爸爸，一副英俊的脸庞，温柔不失礼貌，眼底的紧张慌乱，初为人父的激动之情，让我们一眼就能察觉。看到我出来，他一步跨到我跟前，急切地问道："宝宝怎么样，怎么会窒息呢？妈妈大出血刚抢救过来了，宝宝呢，宝宝会难受吗？她在哭吗？我好像听到她的哭声了，我可以进去看看她吗？"

我温柔地向他娓娓道来："宝宝之所以会出现轻度窒息的情况，可能是由于妈妈产前、产时或产后的各种病因，使胎儿缺氧而发生宫内窘迫或娩出过程中发生呼吸、循环障碍，导致生后一分钟内无自主呼吸或未能建立规律呼吸，但经过抢救，宝宝现在情况已经好转，哭声响亮，皮肤转红，四肢活动也正常了，但还需要在我们这边观察几天，你不要着急，一些具体情况等医生检查完宝宝出来会跟你详细说明的，你在这儿再多等一会儿好不好？”

“好的，好的，谢谢你了。麻烦你们一定要照顾好我宝宝。”

“你放心好了，这是我们的责任，也是我们的义务。”给予孩子爸爸最真挚的承诺后，我便进去照顾宝宝们，看着他们一个个熟睡的样子，再累都能笑出花来，真是神奇！

2

人们常说每个人都是独一无二的，因为在人生漫长的星轨中刚好出现的那些人、那些事不可复制，因此人生之精彩无法用言语去表达。清晨，阳光刚刚洒向枝头，昨天刚当上爸爸的帅小伙再次叩响了我们的大门，“护士姐姐们，早上好，我妻子醒了，忙乎了一晚上还没看到宝宝，方不方便给我们看看，谢谢你们了。”

“不好意思，你的心情我们完全能理解，但我们这里之所以是全封闭病房，是因为宝宝们大部分都是刚出生的小生命，抵抗力比较弱，所以为了宝宝们能更快地好起来，尽早回到妈妈身边，请你们耐心一些，等探视时间到了再过来看，好吗？”

“哦，好吧，谢谢。”话毕，爸爸还不肯走，踌躇了一会后再次按响门铃，“那个，不好意思，我真的挺能理解你们的，但……真的挺不好意思的，我妻子刚刚从鬼门关绕了一圈回来，这是我们的第一个孩子，我看不看得到没关系，真的没关系，我就觉得我妻子挺不容易的，我……我就是不想让她失望，对不起，真的对不起，我不是想为难你们……”是亲情，亦是爱情，让一个如此坚强的小伙儿终于顶不住强大的压力，瞬间哭成了个泪人。

“是这样，考虑到你们的特殊性和宝宝病情的稳定性，我们可以帮你拍几张宝宝的照片，你可以带回去和你妻子、家人看看以解相思，可我们为了其他宝宝的健康和治疗考虑，探视还是要到统一的时间过来，这个建议你看好不好？”

英俊的小伙儿终于露出笑容，一次又一次地致谢，这个春天他蜕变成了真正的男人，初为人父的他体验到了成长路上的酸与甜。

3

忙碌的下午，再次听到熟悉的声音：“护士姐姐，麻烦你了，我妻子刚刚挤出来的初乳，听楼下的护士说可以拿上来给宝宝喝。”

阳光洒在这位急切的爸爸身上，额头上密密的汗珠沿着发丝缓慢流下来，不停晃悠着手上的奶袋，“谢谢，谢谢，我宝宝的奶，N1 床的，还热乎着呢。”

“好的，奶我收下了，宝宝今天的情况好很多了呢，是个坚强的孩子，像足了爸爸。”同事打趣道。

“嘿嘿，真的吗？”年轻的爸爸不好意思地挠着头，微笑挂在他脸上，说不尽的好看。

4

探视间，年轻的爸爸带着母亲一起过来了：“妈，快看，你孙子，哈哈，快看多像我啊，真漂亮，嘿嘿。宝宝，宝宝，我是你爸爸哦，爸爸来看你了，听这里的护士姐姐们说你很棒哦，爸爸很为你骄傲呢。”孩子有灵气地睁开眼，冲着爸爸和奶奶会心一笑。我湿了眼眶。因为有爱，幸福如影相伴。

宇宙洪荒，生命浩瀚无垠，宝宝经过无数的选择最终降临，强壮的心跳声告诉我们世间最珍贵的不必费力寻找，一直在我们身边。你的手那么小却那么强大，握起你的手道声：“小家伙，很高兴遇见你，愿我们彼此守护，用爱相伴，以爱为家，此生请多指教。”

（十一病区　樊婕）

陪伴，是最长情的告白

清晨，忙碌的脚步由一连串的门铃声开始，“叮铃铃……叮铃铃……”

“您好，请问有什么事情吗？”

“您好，我是2床的家属，过来给宝宝送今天的母乳。”

“好的，请在隔壁等一会儿，我马上出来。”

小林结束简短的对话，转身拿起登记本和专用奶筐，快速走向接待室。

清晨，又是一个崭新的篇章，一个新希望的开始，一切都是那样朝气蓬勃。

“张阿姨，今天又是您啊！”

小林一边细心检查着每袋奶上的信息，一边和张阿姨唠着家常。

“对啊，我女儿第一次当妈，宝宝不在身边，着急啊。我也是第一次当外婆，还没适应过来呢。还是你们好啊，小林，不是阿姨客套，我们一家真的很感谢你们，你们真的是太棒了！宝宝生下来没几天，告诉我们黄疸值20多，必须住院照蓝光，一开始把我们一家给吓的啊，原以为再也看不到宝宝了。来了你们这边，告诉我们每星期不仅可以探视，还可以给宝宝喝母乳，瞬间我们定心不少，也有了盼头。”

“阿姨，您不用担心，虽然我们看着年龄不大，但我们也都是妈妈的孩子啊，所以很多新手妈妈的心情我们都懂，而且我们都是从专业护理学院毕业的，只要你们放心，就没有其他问题了。”

阳光照射下，小林的微笑总是让人有种心安的力量。

“嗯嗯，放心啦，很放心，昨天探视时我来看宝宝，我家那小子感觉又长大了些，安安静静地睡在小床上，看着我就想捏一捏。你们这里的护士都非常有责任心啊！”

“哈哈，谢谢阿姨的信任，由于我们科室的特殊性，所以我和我的同事们从来都不敢掉以轻心。对了，阿姨，跟您说声，刚刚医生查房，根据宝宝的情况今天改 60 ml/2h，我们会先给宝宝喝母乳，不够的话，我们会喂宝宝奶粉的，所以不会饿着宝宝的，您尽管放心哦。”

“好的好的，辛苦你们了。自从知道可以送母乳给宝宝喝，我女儿也没之前那么担心了，现在每天也很乖地吃饭，就为了能多出点奶。她说宝宝每天都能喝到自己的奶水，也算是陪在她身边了。孩子他爸忙，所以为了我女儿，为了我外孙，我每天也乐意跑上这么一趟，就当锻炼身体了。”

“可怜天下父母心啊，每个妈妈都是伟大的，我相信小宝宝喝着母乳的时候，肯定能感受到满满的母爱。陪伴，是最长情的告白，所以无论他在哪里，他都会幸福的。”

“对的，也谢谢你们，可爱的白衣天使们，你们和妈妈一样伟大。”张阿姨轻快地往回走，阳光洒在她的身上，一切都是那般祥和。

（十一病区　樊婕）

感谢我们一起战斗的那段时光

人间芬芳四月天，微风吹拂，神清气爽。

不远处，小区里的长椅上坐着两位年轻的母亲，抱着各自几个月大的小娃娃在聊天。

“你们家这个养得真好，白白胖胖的。”

“其实我跟你说，他刚出生时还待过重症监护室，经历了一番抢救呢，那段日子现在想都不敢想。”

“是吗？真看不出，只要孩子健健康康的，比什么都强……”

柔柔的阳光照在两对母子身上，让人感觉安宁和满足。此情此景，令我禁不住地想起我们新生儿科曾经住过的一个小天使，那段日子，为了挽救他的生命，我科医护人员竭尽全力，与他共同度过了一段难忘的日子。

那是去年的这个时候，我们科来了一个三十五周的早产儿，是双胞胎中的弟弟，哥哥因早产、肺炎住在新生儿科，但他的反应要比弟弟好得多，弟弟当晚就出现了呼吸困难，需要上呼吸机辅助治疗。

张主任建议家属转到儿童医院进一步治疗。在和孩子父亲沟通的时候，父亲神色窘迫，“医生，他这个病要花多少钱？”“医生，就不能在你们这里治吗？”“医生，不然这样，还是在你们这里看吧……我家确实有点困难。”“这样吧，看得了就看，看不了就算了……”然后，父亲陷入了沉默，一双饱经风霜的手，本应撑起小家的一片天，现在却透着一股人世的无奈和悲凉，连签字时都颤抖着。

考虑到患儿家庭的特殊情况，张主任再次对双胞胎弟弟的病情做了一次全面评估，她决定先上 NCAP（无创呼吸机），看看患儿的呼吸困难是否能够缓解。

那个晚上，张主任没有回家。其实，这已不是第一次，每逢有病危需要上呼吸机的患儿，她就在病房里过夜，像一位殷切期盼的妈妈守着自己娇弱的孩子一样。

护士长带领护理姐妹们顶着重重压力，凭借精湛的护理技术，细心地呵护照料着他。实际上，每一个刚出生的病危儿都是对我们无尽的考验，稍不留意，可能就会离我们而去，可我们就这样迎难而上，不离不弃，守着希望，守着奇迹的出现。

或许是小家伙感受到了医护人员的诚意和关爱，那一晚，呼吸困难明显缓解。看着甚至只比巴掌大一点儿的患儿，连他的亲生父亲差一点都要放弃了，但小家伙却挺了过来，他和病魔作斗争的勇气和信念深深感染着我们。虽然他中间有过撤机停氧，但都不能很好耐受，一直在反复，好几次差点吓到我们。每次我们去看他，我们都会说：“宝贝，你好啊！”小家伙一双乌溜溜的大眼睛盯着你，像在跟你说话。这一刻，我们就像有了彼此间的心灵感应。

患儿的父亲一听说病情有所好转，就要求出院，在张主任和护士长的耐心解释和安抚下，患儿在我科共住了二十一天。最终，第二十一天家属强烈要求自动出院。考虑到患儿家庭经济，一些能帮他减免的费用都尽量帮他省了。

前前后后的二十一天，所有人都陪着他一起努力着，坚持着。出院那天，小家伙住院的全部费用自然是补不上了，也是张主任去医务科签了字，让患儿父亲把小孩抱了回家。当他父亲从我们护理人员手中接过宝贝时，依然手抖得厉害，说了一句“谢谢”。尽管是一脸的无奈与心酸，倒也隐隐透着一丝喜悦。出院一周的电话随访，了解家长在摸索中学习照顾宝宝，孩子爸爸再次对我们表达了谢意。感谢那段我们一起战斗的时光，我们彼此曾经信任过，希望可爱的宝贝坚强地面对未来的生活。是的，宝贝，你来得正好。

四月的微风，轻轻吹来，万物蓬勃，风情万种。每天，我们科都会迎来一个个带着病痛的新生命，他们需要我们精心的治疗和呵护。一名能力卓越的医生必定拥有高超的技术，而一名高尚的医者则一定是仁爱与悲悯的化身。张主任和护士长更像是慈母的化身，日日夜夜守护着一个个可爱的小天使。

（十一病区　许姗姗）

宝宝，你是我们手掌上的阳光

“护士长，那个之前 1 床的宝宝又过来了！”门口，我们的护士小妹妹在叫我。

“哦，好的，是圆圆来了啊！”我一边往门外迎着，一边跟圆圆的爸爸妈妈打招呼，“你们好，过来啦，快让我抱抱，让阿姨看看小手手，胖乎乎的，又长大了啊！”

爸爸腼腆地笑着，“是的啊，前阵子那个样子，手背上又红又肿的，想想都害怕，现在恢复得这么好，真的多亏了你们，今天到门诊给宝宝进行四十二天的体检，我就想着带圆圆再来看看你们，呵呵。”

“哦，那蛮好，希望小家伙以后也能一直健健康康、快快乐乐的。”正好是中午休息时间，我们开心地逗着圆圆，小家伙眼睛骨碌骨碌地转着，又是吐舌头，又是抛媚眼，我们这些阿姨完全招架不住啊，哈哈哈……

说起这个宝宝，也是一段特殊的缘分。圆圆出生的时候，因为低血糖住在了我们新生儿科，常规打留置针输注葡萄糖，住了三天治愈后顺利出院。三天后又因为黄疸再次入院，予蓝光对症治疗。第三天早上洗澡时发现右手手背针眼处皮肤红肿、有硬结，予碘伏间断外敷三天后有好转，因黄疸明显消退家属要求出院，只能嘱咐家属继续碘伏消毒处理，不适随诊。

出院时，我和圆圆的爸爸妈妈互留了微信和电话，嘱咐他们一有情况随时打电话给我，每天给我拍一下宝宝手背的照片，了解恢复情况。出院第三天，圆圆的妈妈拍了一张照片给我，我当时一看就震惊了，圆圆的手背明显红肿，都已经化脓了。我又焦虑又心疼，赶快让圆圆妈妈抱来医院。当时还是晚上，我一路从家里冲到医院，等到了圆圆的爸爸妈妈，直接带他们去手足外科。

一路上，他们也是既紧张又害怕，一直在问，“现在宝宝情况到底怎么样啊，是不是很严重啊？”“这手这样子，会不会有后遗症呢？”“我们现在要怎么弄呢？”宝爸一下子抛出好多问题，我极力安抚他们，并且很坚定地告诉他们：“没事的，你们不用紧张，我们发现得早，只要马上处理，配合治疗就行了，宝宝的皮肤自愈能力也是很强的，肯定不会有问题的。”

会诊后，我立即予清创处理，并收到病房进行护理，然后是拆纱布，灭菌水冲洗，消毒，每一步，每一块要用的敷料和药膏，我都先认真去跟外院的专家请教并学习，生怕漏了什么细节。每天我都亲自换药，查看伤口的情况后才能放心，希望能将对宝宝的伤害降到最低，也是我对家属的一份责任。

经过我们科大家的精心护理，三天后拆开纱布的时候，手背上的创面基本愈合，恢复得比我们想象得好，七天后已全部恢复。那个七天，每一天的护理都是如此漫长，而拆开纱布后的欣喜却是如此强烈。

“护士长，真的太谢谢您了，我跟她妈妈什么都不懂，也不会弄，当时多亏了你们的细心照料，谢谢！”孩子爸爸说着说着，竟红了眼眶，窗角的阳光照着那一双粗糙而又结实的大手，而这双大手承载的是一家人稳稳的幸福。

看着怀中圆圆熟睡的粉嫩小脸，正如我们这里所有的新生儿，不都是一家人幸福的起点吗？我们和病人虽然只是短短的几天陪伴，但彼此眼神对视、手掌相握的那一刻，早已心意相通。有一种陪伴不是天长地久，而是静静地把一份祝福，柔柔地放在你的心间。

如今，我和圆圆一家已经成了好朋友，我会经常微信上问问圆圆最近的情况，圆圆的爸爸逢年过节也会给我发来祝福的短信。这种相互信任带给我莫大的欣慰和感动。宝贝，愿你一切安好，愿你以后前行路上，永远洒满灿烂的阳光！

（十一病区　伍冬）

愿他的天堂里充满阳光

许多的时候，常常怀着一颗感恩的心，虔诚地给所有认识和不认识的人祈祷，只为他们曾给予过我的一次微笑、一句叮咛、一份关爱。

记忆中，有很多事渐渐变得模糊，却也有些事情总也抹不去，就像我今日要写的这件事。

那是一个冬季，那时的我还在血液科工作，住血液科的病人总是来了又去，去了又来，反反复复，直至生命的终点。于是，生命里留下了许许多多的遗憾印迹，生活里有了无数的长吁短叹。看着好多年轻而又熟悉的脸庞在视线中消失，心中有一种说不出的滋味。

来化疗的病人血管情况都不好，每次给他们打针时都要找一段时间。又有一位患急性淋巴细胞白血病的病人来住院化疗了，这是一位15岁的男孩。通知医生看病人，然后执行医嘱。配好药后，来到他的床边，心里已经在犯嘀咕了：“肯定血管又不好找。”

果然不出所料。但是，还没等我开口，他就用柔柔的声音对我说：“阿姨，我的血管很不好找的，您不用着急，没关系的，尽管扎吧！”

果真，一针没扎上，我感到很不好意思，他包容地对我笑笑，“我不怕疼。”结果第二针穿刺成功，他对我说了声“谢谢”，我看见他清澈的眼睛里流露出的真诚，非常非常感动。

回到护士站，心里有一些沉重：15 岁，本该是诗一样的季节，本该是欢笑活泼的岁月，如今却因这病魔的侵袭而困在了医院。从此，我便开始关注这个看似柔弱而内心非常坚强的男孩。

由于化疗药物的作用，导致他不停地呕吐，但是每次去病房，他都会轻松地朝我们笑笑，似乎说，“没事，这点不算啥！”一个疗程结束了，他的精神也好多了，食欲也慢慢恢复了，不再不停地呕吐，话语也多了，告诉我每次化疗他都当作一次过关，每次他都会胜利过关。他说的时候很轻松，一点也感觉不出他是一个病人。

每次轮到我值班的时候，他特别喜欢跟我讲述他在学校、在家里、在医院的故事，我发现他是个特别活泼开朗的孩子，他所表现出来的顽强地同病魔作斗争的勇气，以及对未来不放弃的信心，深深地感染了我。

时间过得真快，转眼，男孩就出院回家了，走的时候，还对我说下次再见。然而，没有下次，只知道没过多久，他终究没能过关。

知道这个消息的时候，是一个雨霁初晴的清晨，第一缕的阳光刚洒向大地。作为护士的我，想到肆虐的病魔刚刚啃噬完一个年轻的生命，十分无助，十分悲痛。

我默默地在心里祈祷：愿他的天堂里充满了阳光。

（十一病区　王芳）

为了那一声初啼，我们在生门等你

医院的产科，高度浓缩了一个社会，这里每天都上演着形形色色的故事。作为一名产科医护人员，我想为每位母亲的伟大、每个小生命的诞生咏唱赞歌。我想，生死之交，也许是对他们之间关系最好的诠释。

近期热议的一部电影《生门》，一百多分钟的片长，惹得我无数次热泪盈眶，而它只是掀开了产科病房的冰山一角。我认为真正伟大的人就应该像李家福主任那样，默默埋头耕耘在自己的事业里。而他的工作态度、专业素养以及对患者的竭尽全力，都是值得我学习的。

泰戈尔说：“上苍给了我们生命，我们用奉献去拥抱。”

在产科这个特定的环境里，包罗万象，不论老的少的，穷的富的，每一个家庭迎接新生命、对孩子不同的期许，都在里面。不管是感怀父母的养育之恩，还是感慨人生的酸甜苦辣，抑或反思社会的顽瘴痼疾，每个人都能从《生门》中寻找到触动心灵的瞬间。而我作为一名医护人员，在赞叹生命之门不易的同时，也在反思我还能为产妇多做些什么。

凌晨三点半，一阵阵沉重的脚步声伴随着深快的呼吸声越来越近，那夜她已痛了七八个小时，但宫口仍然没有开。因为子宫收缩的剧痛，她坐立难安。为了让宫口开得快一点，她在走廊里来回地走，双腿颤抖，痛得哭着对我抱怨："我疼得都快死了，一点信心都没有，你们就会叫我加油、加油、加油，就没有点别的话了吗？"这句话问到了我的心底，我们对于阵痛时的安慰，难道就只能仅仅局限于这几句话吗？

终于，她走不动了，回到了床上。我来到她的床边，手放在她的肚子上，陪着她数宫缩，指导她呼吸的方法，转移注意力，帮她按摩腰部减轻疼痛。和她这么近距离交谈后才发现，她坚持下去的唯一动力就是顺产一个健康的宝宝。

渐渐地，宫缩越来越强，间隔时间越来越短，医生查了宫口知道已经超过两厘米了。将她送入产房时，她拉着我的手说："谢谢你对我这么有耐心。"我笑着对她说："这是应该的。"我只希望有我的陪伴，她的疼痛不再没有希望，不再是孤军奋战，不再痛苦。

每每提到孩子，我们总会想到母亲的十月怀胎，想到母亲孕育孩子的辛苦。然而更为艰难的应是生产，即使是在医学十分发达的今天，生产的危险性依然存在。如若没有亲身体会过生产的阵痛，你是无法理解母亲的付出是多么的伟大。

看着阵痛时她们枯黄的脸，无神的双眼祈求着我们的帮助，我们能给她们的除了专业的照顾，更应是信心，执着坚定地陪伴她们走到生门的那一头。

妈妈，不是一个称呼那么简单，意味着她们一辈子都要为这个称呼付出，背后的艰辛一如我们所见，是奔波辛劳，是不计代价，是生死之交。

护理，是一份事业，一种追求，一肩责任，一腔热爱！不仅仅是追求一份收入，更多的时候是追求一种人生的价值。我们需要付出巨大的努力，才能配得上这份称呼！

悲欣交集，为那一声初啼，我们在生门等你。

（十二病区　程瑜）

你心中的苦与乐，我们都懂

“一年一年风霜遮盖了笑颜，你寂寞的心有谁还能够体会，是不是春花秋月无情，春去秋来你的爱已无声，把爱全给了我，把世界给了我，从此不知你心中苦与乐……”

这一首《懂你》，唱出了我们产科护士的心声。其实，你心中的苦与乐，我们都懂，而我们希望的，却是用自己的双手托起生命的太阳，托起每一个家庭的幸福与安康。

1

小敏烦躁地躺在产床上，像烙烧饼一样翻来覆去，感觉腰都快断了。产房的护士发给她丈夫一个按摩器，让他给老婆按摩，可笨拙的男人不知该使多大力才合适，或轻或重地按摩着，小敏一点儿也不满意。于是，一边埋怨着，一边吵闹着要求打无痛。可是她目前宫口才开 1 cm，医生说要满 3 cm 才可打无痛。她无奈地挣扎着，恨不得宫口自己一下子开全，时间在这个时候该有多漫长，或许只有她知道。好容易熬到了 2 cm，小敏感觉自己快吃不消了，央求医生给她早点打无痛。可恨的是，医生告诉她目前麻醉师在忙，要再等一会儿。小敏感觉好绝望，又累又饿，她好想一下子就晕过去，这样也许不疼了。她一边叫着，一边扭动着，要求得不到满足，感觉怎么躺都难受，因此她叫得更凶了。

这时，一位老护士连忙赶过来说："小敏，你要坚持住啊！我很理解你，生孩子是很痛的。我当时也一样，坚持就是胜利。你要给宝宝做个好榜样，不要轻易放弃。这样好不好，你开始痛的话告诉我，我来帮你按摩后背，减轻你的疼痛，行不？"小敏感激地点点头。老护士一边给她按摩，一边问她感觉如何，又告诉她该怎样调整呼吸。小敏慢慢停止了哭泣，积极配合着。在老护士的帮助下，她顺利地产下宝宝。小敏和丈夫开心极了，内心满满的都是对老护士的感谢。小敏心想，遇到这样一位认真又理解病人的护士真好……

2

晓悦像戴了一副面具，面无表情地躺在病床上，满满的忧郁笼罩着整个房间。或许黑暗包围了她太久，持续的妊娠剧吐，加上前面三个孕宝宝都发生意外，无法健康地来到这个世界，导致她情绪欠佳，抑郁成灾，不得不服用药物来缓解痛苦。第四个宝宝的来临让她又喜又忧，然而更多的是焦虑，她害怕极了，害怕厄运会再次降临于她，每一天对于她都是一种煎熬。后来，宝宝终于出生了，可这并不是故事的结局，因为宝宝早产，所以她的担心似乎并未减少。每每遇到医护人员她都会问："我的宝宝怎么样？我担心宝宝怎么办？"活生生一个现实版"祥林嫂"。

晓悦的床位护士劝解她说："你不要太担心，要养好自己的身体，做一个好妈妈。等宝宝出院了，你们一家三口多让人羡慕。”一开始她只是嗯嗯地应着，末了还是会问一句：“我担心宝宝怎么办？”后来，床位护士一有机会就和她聊天，让她多学习育儿知识，转移注意力，并告诉她自己怀孕的时候一开始也是妊娠剧吐。她似乎找到了共鸣，一边流泪一边开始讲述她怀孕的辛苦，床位护士耐心地倾听，表示非常理解，她的妈妈也说：“是啊，宝贝，你辛苦了，你看你这次生了个儿子，他以后也不用受你这种苦了。”床位护士在一旁附和道：“是啊，你多幸运，上天多眷顾你，你家人那么爱你，你宝宝以后也不会经历你这种痛苦，多好。”那一次她竟然难得地笑了。希望她以后会明白，她的世界里不是孤身一人，有人懂她……

3

凌晨两点半，寂静的夜里大多数人已安静地进入梦乡，护士小朱按时给剖宫产术后回室的产妇小璐进行宫底按压。不巧的是小朱经过陪护床时绊了一下碰到了宝宝床，小宝宝因此而惊醒哭闹起来，小朱慌忙向小璐道歉。小璐的妈妈不耐烦地叨叨了几句，小朱有些慌了，怕家属投诉或病人指责，尴尬地红着脸。这时，小璐安慰她说：“没事的，你又不是故意的，你们也挺辛苦的，这大半夜的还要给我护理。”此言一出，小朱瞬间放松了许多，心里一百个感谢飘过，有人理解真好……

有人说：“找一个让自己心动的人，不如找一个理解自己的人。”人与人之间的相处亦是如此。作为一名医护人员，若能在工作中时常换位思考，多理解病人的痛苦，进而去倾听，去帮助，去安慰，或许医患沟通起来就会和谐许多。当然，如果她们也能理解我们，那就相得益彰了。希望在不久的将来，医护和病患之间能互相之间更加理解和包容。在如此紧张的医患关系下，不要戴有色眼镜去看待病人和医护，病人是弱势群体，我们应该给予更多的理解和爱。相信吧，爱会融化一切冰霜。或许，那一天，她就懂了你。

（十二病区　吴睿锐）

我愿以我微薄的力量，给予他人最大的关怀

每天早晨步出电梯门，总能看见那些“大肚皮”微笑着在产科病区的走廊里散步，她们有的抚摸着自己的肚子，给肚里的宝贝哼个小曲儿或温柔地说着话。走廊尽头，初升的太阳光洒落在她们身上，让人感觉暖暖的。在这样的幸福的笼罩下，我换上了洁白的衣帽，开始了一天的工作。

“早上好，昨天睡得怎样？”我与每一个孕妇打着招呼，并督促和指导她们整理随身物品。在我的眼里，孕妇不算是真正意义上的病人，怀孕妊娠只不过是一种人的正常生理过程，所以我鼓励孕妇做力所能及的事。

“快叫医生来，我不要自己生，我要开刀……”隔壁房间传来了歇斯底里的叫声。我赶紧跑过去，拉开隔帘，“大肚子”小刘早已哭红了眼，她丈夫坐在床边拉着她的手紧皱眉头，婆婆和妈妈站在床尾不敢吭声。一问，原来小刘宫口开了，医生让送产房挂催产素，她怕痛不肯去，非要家属找医生行剖腹产。

“王姐，我没本事生，快叫医生给我剖吧……”小刘一见我，流下了痛苦的泪水。这种情况我见得多了，宫缩的疼痛令人难以忍受，而且不知道什么时候才能痛到头，很多人都怕痛而选择剖

腹产。

我用纸巾擦去她额头上的汗，把打湿的头发捋到耳后，“小刘，你离当妈妈只差一步，要自己加把劲儿。顺产对你和孩子的好处我们都对你讲过了，你不是也一直说要顺产吗？”

“对对对！”两位老人连声附和。

“那她痛得吃不消了，怎么生啊！还不知道痛多久，这不急人吗？”她的丈夫一脸着急，“而且痛这么久，孩子会有危险吗？”

我假装嗔怪地打断他：“就你瞎着急，你这样影响她，哪有不痛就把孩子生出来的？妈妈是那么容易当的吗？你要是不鼓励她，我可要把你赶出去！”

我对他使眼色，他立刻心领神会，“老婆加油，坚持顺产最好！”

“不行！”小刘又发出凄厉的叫声，“疼——”豆大的汗珠从她的额头上渗出。我一边给她擦汗，一边鼓励道：“深呼吸，不要叫，叫了浪费体力。”

一阵疼痛后，她痛苦地说：“王姐，我真疼得不行了，如果宫口再开大就更疼了，我哪还敢用力？”

一家四口的目光齐刷刷地看向我。我为她擦干泪水，“医生之前为你检查过了，你顺产的条件非常好。如果你现在放弃去开刀，今后你的孩子问起，妈妈，为什么别的孩子是妈妈生出来的，而我却是开刀取出来的，你打算怎么回答？你是不是说，妈妈怕疼，没本事，刚一开始疼妈妈就放弃了，求医生动刀子？”

“扑哧”一声，刚才哭得像泪人似的小刘破涕为笑，撅着嘴巴红着脸："王姐，你别这样，我是真的疼。"

"我知道，每个女人都要经历这种痛，才能完成从女孩到母亲的转变，这是一次升级，所以不管是为了你还是孩子，你都要想清楚顺产，才是最佳方式。"

小刘听了，再也没叫嚷着要开刀。我赶紧给她丈夫使眼色，他立刻领会道："对对对，我们这就去产房挂催产素，这样可以快点生。"

一家人护送着小刘走向产房。几个小时后，小刘丈夫喜得嘴巴都合不拢地跑过来，"生了生了，王姐，多亏你，她这么怕疼还能自己生下孩子！"

我松了口气，"看把你开心的，恭喜你啦，孩子他爹！"那两位老人也对我竖起了大拇指。

在病房里工作，有大人的哭声，更不乏婴儿的哭闹，特别是为防吐奶引发窒息，洗澡前不允许喂奶的那段时间。这不，一阵哭声由远及近，一回头，张阿姨抱着孙子皱着眉头："小王，已经抱在手里了，他还在哭，怎么办啊？"

看着可怜的小人儿闭着双眼张大嘴巴哇哇大哭，我不禁把他接到自己怀里，"哟，小家伙，饿了抱着还不行吗？"说来也怪，一到我手里，宝宝倒不哭了。张阿姨如释重负："喏，他到你手里就乖了，估计每天听你的声音习惯了。刚好我去帮儿媳妇擦个身，你帮我抱会儿吧。"说完头也不回地走了。

小家伙睁大眼睛看着我，比我还无辜……走廊里溜达的阿姨们纷纷打趣："小王啊，还有多余的手不？我们家宝宝也在哭，要不先排个队？”

“呃，好吧，我们在等待洗澡的这段时间里聊会儿天吧？”我问话，小家伙或咂嘴儿或眨眼，回应得恰到好处。直到洗完澡回到房间，张阿姨看到他安静的小样儿，才笑眯眯地抱起他，“这下可以喝奶了，宝贝，你再这样，我们要考虑把王阿姨带回家了。”产妇笑着对我道谢，我轻轻地关上了房门。

一天的工作在忙碌中开始，又在忙碌中结束。我脱下燕尾帽望着窗外。如今，高楼越来越多，空间越来越小；冷漠越来越多，温情越来越少；病人越来越多，信任越来越少。茫茫人海，无论是我们认识的还是不认识的，总会有丝丝关怀温暖着我们的心。它无处不在，浸透在我们的周围，变成可以呼吸的空气，支撑着我们的生命。作为一名护士，我愿意以我微薄的力量，给予他人最大的关怀，用心守护每一个生命。

（十二病区　王珺）

我们只是做了陪伴与安慰，他们却十分满意

阳春三月，海峡对岸的“慈济之风”如春风般吹暖了我们每一个吴医人的心。两天的培训，顺利而圆满，虽然辛苦，内心却是充实的，人文的力量使我们小小的内心又一次澎湃了，收获最多的是爱和感动。护理工作细微、真实，人文将我们带入了另一个护理境界。

人文护理的艺术是无形的，不同的人有不同的需要，不同的护士有不同的理解，它需要每个护士用敏感的心去感受。人文护理的艺术又是有形的，它以各种姿态出现在我们的工作中，一个眼神，一个动作，一句问候，无不渗透着人性的关爱。去年冬天的流感肆意横行，但是在忙碌的工作中，还是有那么一瞬间让我久久不能忘怀。

那是除夕之夜，一阵阵咳嗽声在病区内回荡，我寻声进入病房，原来是今天新入院保胎的小周，她独自一人在补液，侧身屈腿捂着餐巾纸不停地抽动着。我轻步上前，在她后背轻轻地拍着，小周转身连声感谢，见她两颊红红的，一摸额头好烫，我连忙取体温计给她测了体温，顺手倒好热水，帮她把床摇高。

39.5℃！

我通知医生处理，小周怀孕两个月，有的药孕妇是禁止使用的，医生也和她谈了很多关于高烧流感对胎儿的影响，用药和不用药都需要患者自己做决定。小周很认真地听着，丝毫不敢怠慢的样子，脸颊越发的潮红，回答医生说等家属到了医院后商量了再说。我上前安慰她，让她不要紧张，拿出冰袋给她物理降温。

除夕之夜，病情允许能回家的都回家过年了，病房里病人也所剩无几。为了减轻她的紧张不安，我和小周聊了一会儿。小周今年 30 岁，不是苏州本地人，大学毕业在苏州工作，丈夫经常出差在外，两人结婚三年还没有孩子，刚发现怀孕很是欣喜，可是临近年关发现有点见红了，所以连过年都没敢回老家，丈夫也正赶飞机回苏州呢。

我看着小周，也许是咳嗽感冒使得她双眼泪汪汪的，可是我分明感受到小周眼中的无奈和不安，像刚点燃的希望之光马上要熄灭一样，在这除夕之夜更加显得伤感。

我安静地听小周说着，一手轻轻地安抚着她，彼时彼刻竟然说不出很多安慰的话，可是我还是静静地陪着她，给她倒水，叮嘱她一定要多喝水。我下班时，小周的烧还没有完全退，她丈夫下了飞机还在赶往医院的路上。我和下一班护士交好班，叮嘱小周不要紧张，安心睡一觉，她微笑着朝我点点头。

由于小周咳嗽厉害，高烧反复，两天后查 B 超显示：胎儿停止发育。小周还是没有保住胎儿。我上班后想着小周应该很伤心，也许会脾气很大，或者对我们是不是有所不满。可是我的顾虑是多余的，我一进房间，小周就认出我了，微笑着说除夕晚上谢谢我，她丈夫还拿了很多水果到护士站，表示这几天给我们添麻烦了。那一刻我是十分感动的，为着病人及其家属对护理工作的这份认可，也为着护患之间的理解。虽然年轻的夫妇多么渴望能留下这个孩子，可是他们还是很理性地接受了现实，我们只是做了陪伴和安慰，然而他们对我们却十分满意，他们的微笑是我们最高的荣誉。

“有时去治愈，常常去帮助，总是去安慰。”特鲁多医生的这段话对我们每个医务人员来说都不陌生。当今的医学水平是有限的，而患者的期望是无限的，也许在很多时候，我们的安慰对于病人来说就是阳光，就是希望，就是一剂良方。在痛苦和无奈的求医过程中，人文护理如春雨般悄无声息，滋润患者的心田。

（十三病区　潘永珍）

只求每一个生命，都能得到爱护与安抚

一个熟悉的身影，在医生办公室里穿梭。

老人家面色凝重，愁容不展，似乎比之前消瘦了很多，科室护士姐妹们都认出了他。

他是我科去年一个患者的老爸，50岁左右的年龄，明明比同龄人年轻，但是眉宇间透着的那股焦急，却显得那么苍老与无助。

第二天，病房里就多了一个病重患者，她平躺在病床上，腹部微微隆起，圆圆的脸庞透着苍白，两只大眼睛无神地注视着病区的人来人往。

老爸坐在她的床前，轻轻地揉着她的腹部，不停地安慰着她。

我走上前去，她一眼就认出了我，对我说："护士长，我的肚子好胀，我好难受，你能救救我吗？"

一个"救"字，听得我一阵心酸，可还是挤出了那句无奈的话："没事的，好好休息哦，用了药腹胀会减轻的。"

我把床稍微摇起一点，尽可能让她睡得舒适些。

"护士长，你说我还能好起来吗？"两只大眼睛充满着期待。

我本能地回避着她的眼神，说："会的会的，好好配合治疗，你不要想得太多了……"

我知道，我的回答苍白无力，可找不到更好的话来安慰她，生怕自己的情绪流露出来，便匆匆离开了病房。

她，就是我们去年手术的那个最年轻的卵巢癌患者，才 30 岁，发现时就已经是肿瘤晚期了。当时，我们主任和外科主任联合上台很艰难地完成了手术，术后在病房里住了近两个月，所以我们大家对她都很熟悉。

化疗的半年虽然痛苦，但她都一步步挺过来了，半年后恢复得还可以。可是，仅仅时隔一年，她又住进了病房。

她，是两个孩子的母亲，是老公心中的爱妻，也是父母心中最疼爱的女儿。但是，老天对她的眷顾似乎少了一点。20 岁出头花一样的年龄，因为感情问题而让她饱受精神创伤，最终以精神分裂症接受治疗，慈爱的老爸在家里整整陪伴了她两年。

过后的时光，是她最幸福的日子，重新遇到了爱情，变成了两个孩子的母亲，一家人很安静满足地过着小日子。可是，病魔再次打破了那份安宁，两年前，因为腹胀就医检查，被查出了“卵巢癌”，肿瘤分期已是晚期，从此又踏上了漫漫的求医路。

在病魔面前，病痛的折磨让她日益憔悴，夜不能眠，我们担心她的情绪会难以控制，可是在住院期间，她的精神疾病并没有给治疗带来不便。相反，她还是一个非常懂事的好病人，会埋怨身上的管子影响了自己的美丽，会担心脱发后的自己不能出门……

每当这时，我们护士姐妹们都会很亲切地安慰她，告诉她这些都是暂时的，等过了这个特殊时期，一切都会好起来的。

显然，她是非常相信我们的，她会在我们进病房时安静地回答我们的问话，会在我们治疗后报以发自内心的感谢，状态好时还会在护士站散散步。她已经成为我们护士的朋友了。只要看到她年轻的生命没有痛苦的呻吟， 我们作为她的医护人，也都觉得从容和安心。

但是，病魔并没有厚待她，当大家都沉浸在国庆的欢乐气氛中时，我们科的护士姐妹们都在能为她减轻一点痛苦而努力。她不能吃，不能下床，唯有的痛苦呻吟就是“胀、胀、胀”。

看着她深情地抚摸着自己儿子的头，看着她瞳仁里的那份不舍，姐妹们都会默默地流泪。看着家属期盼的眼神，我们恨自己不是神，不能给予她改变命运的力量，这种对疾病束手无策的境地，对我们医护人员来说也是巨大的煎熬！

终于，那一天，在家属的商量下，传来了她回家休养的消息。家属们沉重的表情我们目不忍视，在生命的最后尽头，回家也许是最令人心安的选择。

命运多舛，痴迷茫然，面对病魔的猖狂肆虐，我们作为医护人员，与患者一路艰辛相伴，不求患者的感谢与鲜花，只求每一个生命都能得到爱护与安抚，在生命的尽头多一些安宁，多一份慰藉。

（十三病区　潘永珍）

有一种坚强，叫成为母亲

小时候，总觉得母亲是一个超人，长大后，才发现母亲的臂膀已不再有力，却构筑了一个温暖的港湾；小时候，脑袋里装着十万个为什么，像个小尾巴似的追着母亲问，长大后，才发现母亲开始变得絮絮叨叨，但每一句话都承载着沉甸甸的爱；小时候，总觉得母亲是万能的，长大后，才发现哪有什么岁月静好，不过是有人替你负重前行。母爱，像一条永不枯竭的河，似一首永远写不完的诗。

自从来到妇产科，总会看到许许多多的小生命逝去，心里总有些不舍与心疼，心疼他们这么快就与这个未曾谋面的世界说再见，特别是当你看到那个小生命已经成形的时候，他却已经跟妈妈失去了唯一的联系，安安静静地躺在那里，一动不动，等待我们的判决。虽然对于我们妇产科护士来说，这样的情况时不时会遇到，但还是会觉得惋惜，惋惜那些刚要成为父亲母亲的夫妇，即刻便被剥夺了权利。有时候会碰到一些妈妈看到自己的小宝宝静静地躺在那里之后，会一个人躲在被窝里偷偷地抹眼泪。因为遇见多了，我们能安慰的也就是这样一些话了：“大自然的法则就是优胜劣汰，好的自然会留下来，今后要把自己的身体养好了，还会有的。”

记得我第一次上妇产科的中夜班，来了一个难免流产的大出血患者。我们都知道难免流产是不可避免的流产，一般由先兆流产发展而来，但阴道流血更多，阵发性腹痛更加剧烈，或者出现阴道流水，很容易发展成难免流产。

这个大出血患者来的时候，紧紧地拉着我的手说："请一定要救救我的孩子！"

我握着她的手，安慰道："我们一定会竭尽全力的。"

之后，我遵医嘱给予她静脉输注止血药，对她说："我已经帮你把止血的药挂上了，血会止住的，你现在是在医院里呢，别太担心哦，我们一定会尽全力保你的宝宝的，你也一定要加油哦！"

听了我的话后，她用力地点了点头。我心里也在为她祈祷着，宝宝和妈妈一定要加油啊，愿宝宝一切平安！

我刚到护士站一会儿，她的呼叫铃声就响了起来。我急忙跑到她的床边，她哭着对我说："护士，我下面还是一直在流血，肚子也还是一阵一阵的痛，请你一定要救救我的孩子啊！"

我一看下面垫着的中单，一大片殷红，我下意识地感觉到情况不太好，但还是安慰她说："你别太担心啊，我马上去叫医生过来！"

值班医生来了之后，赶紧给她查了宫口，说："宫口已经开了，赶紧送产房！"

听罢，我心里一怔，这么突然！我连忙推来轮椅，把她扶上轮椅，火速送去产房。等回过神来，心里满是怜惜。

快天亮的时候，医生先回来了，对我们说："唉，是个男宝宝……”

唉……我的心里一阵叹息。我希望她能够坚强，这也是我当下唯一的心愿。

等我下夜班时，她还在产房留观，没有回到病房。我第二次见到她的时候，是她入院的第四天，正好在我的床位。我为她输液的时候，她还记得我，对我说：“谢谢你！”

虽然只有“谢谢你”这三个字，但是我的心里却暖暖的。此刻，我看到了她眼角的泪水，失去了一个孕育了这么久的小生命，谁都会感到心疼的。

我非常理解她的感受，柔声对她说：“当母亲是每一个女人这辈子最幸福最甜蜜的时刻，可能这个孩子还没做好与你见面的准备，就用一种特别的方式离开了他未曾谋面的世界，他也很舍不得跟你分开，但他想要变得更加健康，更加完美。所以，你接下来要做的事情就是好好休息，保持愉快的心情，把身体养得棒棒的，该来的还是会来的，加油呀！”

她听了我的话，擦掉了眼角的泪水，非常坚定地点了点头，说：“嗯，一定会的！”

何为母亲？就是在怀上孩子的那一刻起，就不得不变得坚强且无所不能的女性！

（十三病区　张颖）

付出的是爱心，收获的是病人的康复

医院是救死扶伤的地方，是苦痛与欢笑交织的舞台，是天使与病魔抗争的战场。病痛的生命来到这里祈求春光的明媚，焦灼的心灵来到这里渴望春风的抚慰，残疾的身躯来到这里渴求春雨的滋润……

我是一名护士，在平凡的岗位上，用心血和汗水缔造一个又一个生命的奇迹，用爱心和双手为一个又一个患者编织明天的希望。

那一天的傍晚，我在急诊上夜班，沉沉的夜幕早早就拉开了序幕，一切生命都仿佛进入了梦乡。看着急诊大厅空荡荡的没几个病人，心想今晚也许一夜太平。可就在此时，一阵 120 的警笛声划破夜空，我心里的那根弦不由得拉紧了，一场生命的救援即将开始。

只见 120 医护人员推着一位重症患者飞奔而入。“患者 16 岁，酒精中毒合并窒息，入院过程中已清除口腔内异物，突发呼吸心搏骤停。”120 医护人员交代着病情，我立即上前查看患者，“双侧瞳孔散大、呼吸 0、脉搏 0”，马上开通绿色通道，监测生命体征，建立静脉通路，气管插管、注射药物，我娴熟地做着这一切，配合医生交替做着心肺复苏，一个循环、二个循环、三个循环……“再次除颤！”在医生的指挥下，电流又一次流遍患者全身，无效，患者的各项体征还是零。

这时候的门外，患者的父母陆续赶到了，只听见其父母撕心裂肺地哭喊着："救救他，救救他，我的儿啊，他才 16 岁啊，今天是他的生日，和同学高兴，喝了点酒，谁知道竟然……请你们一定要救救他呀！"

时间一分一秒流逝，看着如此年轻的生命依然没有复苏的迹象，医护人员的神经也越绷越紧，每过一秒，都可能造成患者的脑死亡，急诊室里所有的人都在忙碌的抢救中，但却异常沉静。

半小时，一小时，没有人放弃，大家不停地循环着心肺复苏。"来了，来了，自主心跳恢复了！"不知谁喊了一声，在场的所有人都欢呼了，大家都松了口气，抢救成功了！

这时，少年的父母不停地说着谢谢，我才感觉到自己的双手在微微颤抖，一点力气都没有，但是这种把病人从死亡线上抢救回来的紧张和兴奋，让我特有成就感，所有的付出都是值得的！

作为一名护士，每天重复着相同的工作，和不同的患者打交道，有时会碰到心情不好的病人抱怨，让人心里不好受；但有时也会碰到一些病人，他们的言语让你感动，让你觉得自己的工作特别神圣。被人需要，就是一种幸福。

不久，我调到了妇科病房。一次，科里收住了一位外国姑娘，只见她神情焦虑，用英语和不标准的普通话断断续续地说着什么，还时不时用手比划。见此情景，我急忙上前询问："May I help you？"她吞吞吐吐地用英语说着："我来自智利，今年 22 岁，在苏州求学，意外怀孕了，现在不知道该怎么办，心里很害怕。"

我用英语鼓励她别害怕，只要配合我们吃几天药，做个小小的手术就好了。听了我的一席话，姑娘脸上露出了笑容，但由于语言不通，又没有家属陪伴，姑娘又显得忧心忡忡。作为她的床位护士，我主动找她了解病情，耐心地讲解疾病的相关知识及治疗方案，终于打消了她的顾虑。科里的几个小护士也时不时找她，用英语和她聊上几句，护工阿姨虽不懂英语，但总是热心地用手比画着问她有什么需要。

药流期间，姑娘的反应比较大，恶心呕吐，很是虚弱。我告诉她："这是正常反应，不要紧张，你需要好好休息，增加营养，补充体力。"由于饮食差异，姑娘吃不惯医院食堂的粥和馒头，护士长特意自己掏钱给她买来了面包和牛奶，短短四天，姑娘康复出院了。出院当天，我陪她去办理住院结账，临走前又叮嘱她："要好好休息，补充营养，按时吃药，如果有什么不舒服及时来医院。"

姑娘拼命地点头，突然给了我一个大大的拥抱。头一遭得到患者这样的拥抱，我还真是不太适应。她笑着用英语说："你就像我的姐姐，尽管我身处异国他乡，没有亲人陪伴，但你们视病人为亲人，让我感到了温暖，中国的医护人员真是热心肠。"短短几句话，道出了护士与患者之间的真情。

我们的工作是平凡的，但又是伟大的，需要默默地奉献出我们的一切，才能在前进中扫除一切困难，在工作中不断获得进步。我相信，当我们付出了自己最真挚的爱心，收获的一定是病人康复之后满意的笑脸！

（十三病区　吴洁）

浮华尘世，需要我们爱的帮助

时间过得真快，一晃我已经在骨科工作了二十年，护理过许许多多的病人，有付出，有收获，有委屈，也有满足。

记得那年那月，本来就忙碌的骨科病区来了一个多处骨折的小女孩，右肱骨外科颈骨折，右尺骨鹰嘴骨折，右耻骨上下支骨折。她被安排在31床。我将女孩安置上床位后，量好血压，开通静脉补液，就去照顾其他病人了。

谁知道没过多久，病房里就开始吵起来了，“你们这是怎么搞的？病人这么痛，你们还给她翻来翻去，翻坏了谁负责？”一个身材魁梧的中年妇女一手叉腰，一手指着我们的年轻护士小郑大声质问道。

“不翻身，时间长了皮肤要压坏的，会得褥疮，肺部还容易感染……”还没等小郑说完，中年妇女又发话了：“你讲的这些我们不懂，反正孩子痛了就是不行，骨头移位了就是你们搞的。”我们的小护士哪里见过这个场面，脸憋得通红，一句话也讲不出来。

听到吵闹声，我马上奔到病房，来到病床边上询问情况：“阿姨，怎么了？”

“就是她，把我女儿弄痛了。”中年妇女说道。我一看，女病人躺在病床上，脸露痛苦的神情，而我们的小郑不知所措地站在一旁，满脸委屈。

我笑着对中年妇女说："阿姨，您不要这么激动，我能理解您的心情，但翻身也是为了小孩子好，可以让她调整卧位，使受压的皮肤不至于形成压疮，也可以预防深静脉血栓，有利于她更好地恢复，我们都是有专业知识的。请您放心，我们不会弄痛小孩，更不会因为翻身造成骨折移位的，好吗？"

"你们总有道理，我又不懂，但是孩子痛了就是不行。"中年妇女说道。

"这样吧，我们一起给她翻身，你家女儿也配合一下。来，小郑，我们一起来。"幸好病人不是太胖，终于完成了一次翻身。

忙碌的下午很快过去，快到下班时间了，原本平静的病区却又吵了起来。

我一听又是 31 床，急忙跑到病床边。原来病人补液之后小便急了，因为有耻骨骨折，不能下床小便，给了她一个扁马桶，家属不知道怎么使用。

"阿姨，挂了水小便肯定多的，最好是自己能尿出来，您女儿需要卧床时间长，小女孩插导尿管不好，而且插导尿管容易发炎，第一次在床上小便肯定是不习惯的，慢慢来。"

"那这个怎么弄？我女儿痛，又动不了。"中年妇女说道。

"这样吧，我们一起来帮她一下！"我拉上隔离帘，"来，小姑娘，双腿并拢，脚用力，把屁股抬起。"小姑娘还算配合，虽然龇牙咧嘴，哼哼唧唧，总算抬起了屁股，趁她抬起的一瞬间，我快速把扁马桶塞到了下位。

“小姑娘，你不要紧张，慢慢来，会尿出来的，你们家属也不要围着，她要不好意思的，反而解不出来。”说完我走了。

过了十几分钟，路过31床的时候，中年妇女又咋咋呼呼：“出来了！出来了！张护士，出来了！”我问什么出来了，中年妇女面带开心的笑容，说道：“小便出来了。”看这样子，我还以为小孩生出来了，哈哈……

解决了病人的翻身、小便问题，接下来的几天，病人都很配合我们的工作，顺利地经过了手术、术后康复以及拆线。出院的时候，中年妇女拉着我的手，说道：“张护士，不好意思啊，刚来的时候心急，脾气大了点，您不要往心里去啊。”

“病人康复了，是您的心愿，也是我的心愿，我只是做了我应该做的。”我微笑着说道。

其实，绝大多数的病人和家属还是通情达理的，只是有时候，要给我们医护工作一些时间。在这浮华喧嚣的尘世，患者需要我们爱的帮助，用静静地聆听，在凝霜的心底开出一朵朵温情善良的花朵，留一世的安暖于心间！

（十四病区　张秀珍）

换位思考，矛盾就解开了

“护士，护士……”

1508 床刘大妈的儿子在病房走廊里呼叫着，不知发生了什么事，大家都赶了过去。带教朱老师来到病房里，只见刘大妈正对着实习护士小陆在病房里斥责道：“你这个小护士怎么这样啊？要是空气进去了你负责得起吗？”小陆不知所措，低着头怔在原地。

朱老师把小陆拉到一旁，面带微笑地询问刘大妈：“您好，我是她的带教老师，这是怎么了？有什么不满意的请您跟我说。”

刘大妈的儿子回答道：“你们这个实习生不给我妈换盐水，硬要问我妈的名字，你们是怎么带教的啊？”

朱老师问一旁的小陆：“小陆，怎么回事啊？”

小陆委屈地说：“朱老师，是这样的，大妈一瓶液体挂完了要换盐水，我拿着盐水瓶到床边，问大妈叫什么名字！大妈没理我，我就又问了一遍。”

正在这时，刘大妈不耐烦地说：“盐水都没了，赶紧换一瓶！”

小陆说：“你不告诉我名字，我是不能换的。”

小陆委屈地对朱老师说：“换液体之前，要查对床号、姓名，可是他们就是不告诉我，我们要实行三查七对的，不能犯错误啊！”

听到这里，朱老师明白了。她温和地对刘大妈说：“大妈，您叫什么名字啊？我们换盐水之前要核对姓名的，是为了防止出错，出于对你们的安全考虑，这是我们的责任啊！也请您配合一下。”

“是这样的啊，我叫刘冬梅。”

刘大妈的语气稍稍缓和了下来，并作了回答。朱老师一边换盐水一边耐心地说：“这一瓶是补钾的药物，挂了可能会有点疼，我给您调慢点，要是有什么不舒服请告诉我们。”

刘大妈说：“住在医院里，我心情不怎么好，性子急，说话也不好听，但我也不是不讲理的人，解释清楚了我是能理解和配合的！”

“您说的是，这个小妹妹是实习生，经验不足，还需要我们多带教带教，请您谅解。”

朱老师拉着小陆来到示教室，对她说：“小陆，实行三查七对本来是没错，不过我们在临床工作中也要注意方式方法，如何跟患者进行良好沟通，让他们能理解我们，配合我们，这是一门学问。俗话说‘良言一句三冬暖，恶语伤人六月寒’，语言能治病，也能致病。在临床护理工作中，我们与患者的接触最多，所以我们与患者的沟通一定要有效到位，这样有助于了解患者的身心状况，有助于向患者提供正确的信息，减轻患者的身心痛苦，提高疗效，这也是实习生涯中要学习的一课，以后正式工作了，就能很好地处理这一系列问题了。”

小陆听罢，虚心地点了点头。事后，小陆主动向刘大妈道歉，承认自己工作的不足之处，刘大妈也表示了谅解。后来在小陆的精心护理和细心呵护下，刘大妈日渐康复，她对小陆的工作给予了充分的肯定和赞扬。

其实人和人，包括医务人员和患者及其家属之间，要做的只是把自己放在对方的立场上，只是一份真切的同情、一份小小的尊重而已。情到了，话到了，矛盾自然就轻松化解了。

（十五病区　张韦）

感动的事，时刻都在发生

入临床已过五载时光，每天面对形形色色的人和千篇一律的工作内容，提到感动似乎有些许的矫情。人，最怕的就是习惯，习惯于每天的忙忙碌碌，习惯于按部就班的工作模式，久而久之也开始变得麻木了。

起初，病人一句认可的话，能让我们斗志昂扬一整天；起初，自己被否定时，姐妹们的一个拥抱能让我们温暖一整天；起初，即便给静脉不好的患者扎上一个留置针，都能让我们兴奋一整天……后来，我们越来越疲于奉献，也不再有什么能让我们的心起一丝波澜。

走近人文，蓦然惊醒，其实感动的事，时时刻刻都在发生，只是我们忘了用心感悟。

接到电话，床位上要来一位急性硬膜下血肿的重症患者，该患者从二楼阳台上坠落，神志不清，这可让当时大腹便便、已怀孕六个月的我立刻忙了起来，准备好各种抢救仪器，迎接病人。

患者的情况，给我留下了深刻的印象，那是 30 岁的小伙儿，陪同来的是一位 20 多岁的女孩子和小伙的母亲。母亲抑制不住悲痛号啕大哭，边哭边告诉我们，他们两人原本下个月就要领证了，女友也已经有孕在身了，可偏偏在这个时候出了这样的事。一旁，女朋友也早已泣不成声，一个劲儿地央求我们救救她的男朋友。

我和姐妹们立即以最快的速度给小伙上了各种抢救措施，全力以赴。可是情况不容乐观，他越发烦躁，不停地试图坐起来，口齿不清地大声吼叫着，把好不容易挂好的点滴也扯了下来。

我一看他的瞳孔，回头对身后的小徐说："患者发生脑疝了，我来约束他，你快去推抢救车！"

看着我的大肚子，小徐大步流星走到我前面，"还是我来约束吧，你去推抢救车。"没有一句多余的话，反手把我护在了身后。

来不及细想，我立即跑回护士站，可小徐哪里敌得住这么一个大小伙。等我再次回到病房，她的手上早就被他掐得血肉模糊了。对于这样的患者本身不能使用镇静药物，以免影响病情观察，就只能这样大家握着他的手，哪怕自己受到伤害。终于，患者在甘露醇脱水后双侧瞳孔恢复等大，人也安静了下来，立即安排进手术室紧急手术。

等将小伙成功送入手术室后我才发现，所有来帮忙的姐妹们的手上都是青的青紫的紫，还满布着血淋淋的抓痕。唯独我，没有受一点伤。我拿着碘伏棉球一个个给她们消毒，那些原本在这个年龄段应该纤细白嫩的手，早已在每天与消毒液的接触中变得粗糙，甚至还有些蜕皮，而新添的伤口泛着红肿，显得更加刺眼。

我低着头，眼泪盈满眼眶，就是这一双双手，默默地守护着千千万万的生命；就是这一双双手，在危急时刻帮我挡在风雨前头；就是这一双双手，牵起无数家庭团圆的希望。

是的，这个世界是不完美的，它偶尔冷漠薄情，让人孤独无助。但同时，它也是美好的，那些内心温柔的陌生人，那些疼你入骨的身边人，总会在你看不见的地方偷偷地爱着你，护着你，给你力量，陪你走过风雨交加的日子。

你要记住大雨中为你撑伞的人，黑暗中默默抱紧你的人，逗你笑的人，陪你彻夜聊天的人，坐车来看望你的人，陪你哭过的人，在医院陪你的人，总是以你为重的人……是这些人组成你生命中一点一滴的感动，是这些感动使你远离阴霾，是这些感动使你成为善良的人。

生活不会对你温柔以待，但人的感动会！

（十五病区　季莉）

心灵的呼唤

“婆婆，我真的没钱给他看病了，我还有孩子要养活，我一个女人要承担起这个家，你让我如何是好啊？”

女人痛哭流涕，满脸委屈，试图去拉对面年长女人的手。

“就算他没救了，你身为他的妻子，也应该在他生命的最后时刻守护他。他为你，为这个家，做了多少努力，你我有目共睹。如今，他卧病在床，你就这么不管不问？你让别人评评理去！”

年长的女人满是愤怒，退后一步，让她扑了个空。

这样的对白，自从15床陆林峰住进我们科后就日日上演。哀号、争吵、谩骂，最后不欢而散。从床位护士到护士长、科主任，每一位医务人员都曾耐心地劝说过，但婆媳双方还是各执己见，僵持不下。怎么办呢？

就在大家愁眉不展，觉得无助的时候，恰逢分管护理的陈院长巡视病房，简单了解了事情的来龙去脉后，她来到病人的床边。

病床上，躺着一个看上去40几岁的男人，长期营养不良导致他早已瘦骨嶙峋，呼吸和监护仪上那些不平稳的变动着的数字，提醒人们他还活着。

这样的植物状态看得人满心怜悯，原本安静的病房在病人妻子和母亲之间喋喋不休的争吵中，显得越发吵闹。躺在病床上的病人虽无法表达，但眼泪却从他的眼角滑落下来。

看到这不堪的一幕，陈院长的眼泪在眼眶里打转，为病人的遭遇深表同情，也为婆媳争吵而感到苦恼。她稍稍理了理自己的情绪，安抚着婆媳双方激动的情绪，然后耐心倾听双方的陈述。

病人妻子声称自己还有个儿子，给丈夫看病钱都花光了，今后该怎么生活？

婆婆抹着眼泪说，自己作为病人的妈妈，不忍心看儿子就这样去了。对方作为他的妻子，照顾他，救治他，是妻子的责任，可如今，她都不提照顾了，甚至连看一眼都不情愿，恨不得他早些断气。

陈院长听了以后，并没有急于判断谁对谁错，毕竟她们各自有各自的难处。只见她和蔼地拍了拍病人妈妈的肩膀说，说："老人家，我非常理解你，作为妈妈来说，好不容易把儿子养这么大了，结果却要白发人送黑发人，再多的眼泪也表达不出你内心的悲伤！"

老人家紧紧地抱住陈院长，放声大哭。

这时候，站在边上的媳妇似乎也被触动了，泪眼婆娑地叫了声"妈妈"。

陈院长接着说："你们两个因为病人陆林峰而结缘，成为婆媳，这是你们的缘分，婆婆要像对待女儿一样对自己的儿媳妇，媳妇对婆婆也应保持最起码的尊敬……"

这时候媳妇哭得更伤心了，婆媳两人相拥而泣，抱头痛哭。

陈院长静静地抚慰着，一小时，两小时……经过整整一上午的沟通与调解，双方矛盾终于得以化解，气氛得以缓和，互相承诺照顾陆林峰直至生命终结。

心理学告诉我们，良好的沟通是打开心门的钥匙，换位思考则是直击内心的鼓点。一味灌输我们的理念，只会让对方更加抗拒，只有理解了对方的难处，才能化干戈为玉帛。自此以后，病区里再也没有了喋喋不休的争吵和撕心裂肺的痛哭，时而还能看见婆媳双方并肩而坐，倾心畅谈的景象。

（十五病区　季莉）

一个个鲜活的生命，皆因我们而精彩

每个医护人员的心底都有被触动过的生死故事。

接下来我要说的是一位95岁高龄民国时期黄埔军校的老爷子，一月底因咳嗽咳痰、气喘加重收住呼吸科，后来因为长期老慢支形成的自发性气胸而转到心胸外科，住了快两个月了。陪同的家属是他的两个儿子，那一家人的热情，让你不能拒绝，中夜班都能和你聊嗨。

我记得我负责他的时候，老爷子一直说，我们这里的护士医生真的好，对病人的态度真的好，他们从市里最大的医院过来，一对比心中非常清楚，那儿的技术再好，他也不会再去了。我想，他的话是真的，确实是因为我们的好，他才始终信任我们，依赖我们。在与病魔纠缠之际，有悲痛欲绝的，有无奈放弃的，有气急败坏的，有宽恕感恩的，也有像老爷子这样勇敢面对，最终死里逃生的。

在技术上精益求精固然重要，但人文关怀更是不可或缺，因为医学需要暖人的温度。还记得交班时我轻握老爷子的双手，还记得交班时大家一起合影留念，还记得巡视病房时老爷子的寒暄，我们在对其翻身、拍背、饮食指导、心理指导中表现出的关心，我想他和他的家人都能感受得到。

印象最深的，就是老爷子不停地插胸管—拔管—插管—拔管—再插管，当然最后肯定是拔管出院了。那些日子，可谓病程之坎坷，尤其是小年夜，因肺部感染发高烧，最高烧到了39.9℃，因为气胸反复，脉氧一度低到64%，随时都有生命危险。

老爷子迷糊的时候喃喃道："我的生命是不是到这儿就终止了？可我还想干很多事情哪。"后来重新置入胸管后，脉氧维持在80% ~ 90%，血压飙到170/100 mmHg。他的心率不稳，前一秒还八九十，后一秒就达到一百六七十。

那天我刚好中班，医生还和家属沟通转院，而老爷子则气喘吁吁地颤抖着说："不，我不走，我就要留在这里。"他的脸上有着军人的豪迈和坚定。面对老爷子对我们的信任，我们也十分感动。当时我就和值班医生一起安慰老爷子："爷爷您放松哦，我们正在给您用特效药，挺过这一关您就安全了。"当时病房里病人少，我们集中精力救治老爷子，待到老爷子病情平稳后，我也接近下班的时间了。虽然忙碌了一个中班，但我感到很充实，因为我们缓解了他的症状，给了他新的希望，救回了他的一条命。

经过接下来的进一步治疗，这位求生欲望极强的退伍老兵终于战胜了病魔，更战胜了自己。在出院的时候，他特意写了两封感谢信，其主要内容是：崇尚医德，满怀大恩，恪尽职守，做一名至善至美的医护工作者。

生活不可能像你想象的那么好，但也不会像你想象的那么糟。我觉得人的脆弱和坚强都超乎自己的想象。锦上添花是可贵的，在生命摇曳之际，我们的一个眼神、一句话，就能给病人一个巨大的安慰，给病人一个活下去的信念。一个个鲜活的生命皆因我们而绽放，一个个鲜活的生命皆因我们而精彩。我们的职业注定平凡，我们的一生也注定平凡，也许我们会因为常年累月的紧张工作把激情慢慢地消磨殆尽，但至少在未来的职业生涯中，圆满完成岗位上的每一个任务，我就能守住我的初心。

创优无止境，服务无穷尽。我们要将南丁格尔精神牢记于心。当患者一个个痛苦地来，又一个个健康地走，虽然每天留下的是一身疲惫，换来的却是我们的宽慰与自豪。病人无医，将陷于无望；病人无护，将陷于无助。医患携手，与病人的生命同行，让病人因护理而减少痛苦，因我们的安慰而重燃生的希望，而我们自身也将因此而实现自己的人生价值。

（十六病区　张京南）

知己知彼，方能远行

身为一名普外科的护士，我有幸学到了术前术后的相关知识和护理技能，而在工作中，给我感受最深的却是医者仁心，特别是良好的沟通，它看似与医疗无关，但往往却产生了意想不到的奇迹。

早上交接班的时候，护士长特意叮嘱我，要时刻注意我负责的那个肠癌早期病人，密切关注他的饮食、血压、心率、体温……OMG！一想到我负责的病人，不禁头大。

这是一个约 30 岁出头的男人，长着一张“扑克脸”，对谁都冷冰冰，不好相处。但他这血气方刚的年纪，偏偏得了肠癌，也不知是为什么，自从他住院后，没见过一个家属来看他，一直是他一个人孤零零地躺在那里，一言不发，想想也挺可怜的……

上午十点左右，到了我的病人该输液的时间，我推着治疗车走进了他的病房，今天倒是很让人惊喜，他一个人坐在那里看书，我跟他说：“多注意休息，少看会儿书，收拾收拾我们准备打点滴了。”

他抬头看了我一眼，简单地“嗯”了一声，老实地将手臂伸了出来，系止血带扎针……一切都那么顺理成章。我对他说：“有什么事尽管叫我。”当我推着治疗车要走的时候，他忽然叫住了我，弱弱地问："护士，我什么时候做化疗？"我说："可能就这几天了，你的主治医生会通知你的，你放心，这几天你好好养身体。"

他又说："护士，我听人说，化疗会脱发，会呕吐，而且就算康复了，这个病也会随时复发。我才 35 岁，我还有很多的事情要做，我还能活多久？治疗要花好多钱吗？我一个人在外地打工，想想都不想治了。"

我一听，心里酸酸的，可是，我现在能做的只能帮他疏导好心理问题。我说："你别担心，现在医疗科学这么发达，你一定会好起来的，只要你好好配合化疗，按时吃药，一定会好起来的。"

他又问："化疗的恶性程度是不是很高？"我说："不是很高，你别多想。"显然，他对我的话还是不相信，"护士，你就实话实说吧。"我告诉他："我没有骗你，有很多比你恶性程度还要高的，他们都挺过来了，有的人还活到了 80 岁，甚至 90 岁。"

终于，他不再问了。我对他说，要不我领你去看一个人。我把他带到了"抗癌明星"张大爷的病房，此刻张大爷正在和病友下象棋，我对他说："张大爷今年 70 岁了，五年前被查出了胃癌晚期，可是他经历了那么多化疗和手术，依旧活得很开心。而你还这么年轻，又是早期，一定会有希望的，只要你好好治疗，一切都会好起来的。乐观地活着，才是最有意义的！"

兴许是我的话对他起了作用，慢慢的，我发现他脸上的笑容多了，他真的变得比以前爱说话了，还会对着医生和护士微笑，希望他能乐观面对生活吧！

作为一名富有责任心的护士，关注病人的心理健康问题也是我们护理过程中的重中之重。护士不仅要关注疾病的治疗，还要满足病人心理方面的需求。护士也应时刻把病人的安危放在心上，同情理解病人的痛苦，尊重病人的人格和权利，站在病人的角度考虑和分析问题，以病人的需要为己任，那么，和谐的护患关系也就此形成了。

（十六病区　朱蓉蓉）

信任之美

医学是伴随着人类的痛苦以及减轻痛苦的意愿而产生的，因此，医学是一种回应他人痛苦的努力，以解除疾病带给患者的痛苦。《叙事医学》中是这样介绍医学的，给我留下了深刻的印象。

作为护士，我们的工作更贴近病人的存在，真实的例子多不胜数，而我在吴中人民医院工作的这三个年头里，让我印象最深刻的还是我刚入院的时候。

那时我还在轮转期，进入的第一个科室是呼吸内科，那里的病人以老年病人为主，基本上都是病得很重的。我记得那时有一个病人，是恶性肿瘤术后几年半身瘫痪，因肺部感染来住院的，他的家人很焦虑，所以态度也不是很好。

当我分管他的第一天，他的夫人就嫌我们做事不贴心，这也不好那也不好。当时她对我说了挺重的话，我一个刚上班的小姑娘，尽管处处小心应付，可是怎么可能应付得下来呢？

当时，我气哭了，护士长及时与我谈了心，安慰调节了我的心态，告诉我要理解病人及家属，他们现在处于人生的低谷，要尽量去帮助他们。

于是，我又仔细看了他的病历，换位思考，觉得如果我是病人家属，可能也会心中烦躁，也会表现得这样。所以，我精心地护理他，时时都关心他，还从生活上照顾他，努力贴近他们一家人的内心。

为了帮他定期换插管，我们请教了护士长，并拍下视频回去反复练习。

当我去给病人换管子的时候，他的夫人还是有些不放心，我对她说：“阿姨，你放心，我一定换好，决不会让你们失望。”

也许是我的真诚感动了她，她让我换了，并且我换得也很成功，他们很满意，我也很开心。不仅是因为这小小的换管成功，更因为我看见了病人和家属的微笑，那是信任的微笑，一种由内而外传递出的信任和喜悦，我的心里暖暖的。

之后，我们相处得越来越融洽，令我这个新踏上工作岗位的护士十分欢欣。一直到我转其他科了，他们还惦记着我。在患者去世后，他的夫人还特地来医院找我，给我送水果吃，令我无比感动。这件事情，我铭记在心，永远也不会忘记。

医患之间互相信任，让医学变得温暖，多好啊！

（十七病区　马雅琴）

医院像一面镜子，照尽世间的人情冷暖

自二〇〇四年从卫校毕业参加工作以来，今年已经是我从事护士工作的第十四个年头，在工作之余我参加了成人高考，并顺利完成了大专及本科的考试，通过不断学习来进一步完善自己。十多年来，对护士这个职业，我有我自己的理解。护士职业看似平凡，其实很伟大，要做好很不容易，就像一位前辈说的那样，职业没有贵贱高低，平凡与不平凡的差别就在于它们的目的是否高尚，尽管我们没有惊天动地的丰功伟绩，只是辛勤耕耘，默默奉献，但我们可以减轻病人的病痛，挽救病人的生命，因此我们的事业是很有意义的。

我在肿瘤科工作也有六年了，之前一直在皮肤科工作，现在的科室工作量比以前大了很多，重病人也越来越多。记得那是二〇一二年年底，我刚到肿瘤科，那时候我们的病区是肿瘤、消化、血液科三个病种合并在一起的，正好喜逢医院搬迁新大楼。对于我来说，所有的一切都是崭新的，环境、同事、病人及工作的内容。刚开始有很多不适应，一切得从头学起，由于我们面对的是肿瘤病人，所以要给予他们更多的耐心、爱心、细心与同情心。

记得一天上午，我们刚交完班，像往常一样去给病人输液，

我床位上的一个肝癌晚期患者突然发生病情变化，需要立即抢救。医生、护士立即来到了病人的床边，上心电监护、吸氧、开通静脉通路，经过腹腔穿刺，诊断病人是肝肿瘤细胞结节破裂出血，病情极其危重，随时都有生命危险。这是我第一次参与病人抢救，当时心里很紧张，跟护士长一起静脉穿刺时，我的手都在发抖。护士长看出了我的紧张，小声说了句："淡定！不要慌张！"

护士长的眼神，给了我自信，我做了一个深呼吸，心情放松了，穿刺一下子就成功了，立即静脉采血送检，正确执行医生的抢救医嘱，医护之间在整个救治的过程中配合得很好。正当我们还想继续努力的时候，病人的家属经过商量要求出院回家，尽管心里很不舍，但我们还是按照病人的要求让他出院。有时候人到了那一步，会有不同的想法，我们医护人员应该予以尊重，生老病死是我们每个人都得遵循的自然规律。

经历了第一次抢救，我适应了很多，接下来再遇到抢救病人就不再紧张了。后来上夜班一个人抢救病人时，也能与医生配合默契，得心应手，不慌不忙。再后来，还能帮助新来的同事一起参与抢救，教会新同事如何配合医生参与抢救。从一个新人一步步成长起来，这其中的心路历程只有自己知道，很感谢护士长、高年资护士老师的教诲与手把手地带教。

现在想想以前的那些日子，从零到一，从不会到会，再到做得更好，这当中我学到了很多，当一个病人宁可多等一点时间也要我给她 CVC 管或 PICC 管换药时，只因为病人说我换药换得好，擦得很干净，她就喜欢我给她换药，我就特别特别有成就感。虽然这份工作很累，很辛苦，但是乐在其中！

自从来到肿瘤科工作，我看到了很多，感受也很多。当身边一位位肿瘤晚期病人离开，虽然我们也很难过、不舍，但看到他们在生命的最后阶段所表现出来的那种乐观、勇敢、积极向上，真的很让人感动。

记得曾经有一位胃癌晚期的徐姓病人，老人生前曾经是一个工厂的厂长，自从得了胃癌，前后做了三次手术，也坚强地活了十年，去过很多地方旅行，但后来还是发生了转移。在他生命的最后阶段住在我们科，因为肿瘤的压迫导致他的血糖很不稳定，特别是在夜间的时候。记得那时候我们夜班护士经常要去给他测血糖，老人很过意不去，每次都对我们说："不好意思，麻烦了，你们夜班本来就辛苦，我还总是给你们添麻烦。"我们总是笑着回答说："不要紧，这就是我们的工作，您好好休息，会好起来的。"

还有一位老奶奶，早年离了婚，独自一个人把女儿带大，女儿也成家生了孩子，家里没有人来照顾，就请了一位护工阿姨照顾着，她在我们科住了一个多月。老奶奶每次看到我们都笑眯眯的，还经常跟我们说，等我好了就可以回家了，我都好久没回家了，特想回家去看看。可是在老奶奶最后的时刻，她的亲人们都没有接她回家，后来听说老奶奶家里的房子拆迁了，名下分了房，家里的亲戚正为了怎么分房而吵得不可开交。在老奶奶弥留昏迷之际，突然来了很多亲戚，这些人平时我们都没有见过，有老人的哥哥、姐姐、妹妹，老奶奶时而清醒的时候，含着泪跟他们说想回家，可是没有一个人愿意接她回家，老奶奶最后临终还是没能回家，就这样带着遗憾走了。唉，想想老奶奶真可怜，最后的愿望都没能实现，就这么小小的要求，家人都没有满足她，反倒是她留下了一些房产给那些人。

医院像一面镜子，照尽了世间的人情冷暖，浓缩着众生的疾苦，在距离死亡最近的地方，做着最艰难的选择，生离死别，悲欢离合，随时都在上演。

（十七病区　王传华）

她哭着，送别的护士也泪流满面

在门诊大厅、诊室门口、手术室门口、住院部，我常常见到病人面带几分忧愁，忍受着身体及心理的双重煎熬，即使富甲天下，位极人臣，也抵挡不了病魔的入侵。而我们，以天使的职责，尽最大的努力予病人以精心的治疗与护理，并常常去安慰、帮助他们，构建医患之间的深情厚谊。

夏天的一个午后，我们科收治了一位患有精神类疾病的消化道梗阻病人，男性，未婚，30 岁出头，顶着一头像鸟窝似的头发，面黄肌瘦，细如竹竿的手脚，满身污垢。旁边陪着的他的母亲是一位约莫 70 岁的老奶奶，花白头发，弓着身子。看到这一情景，我们马上安排床位，帮他脱去污衣，换上干净的病员服，安慰着他："小伙子，不要急，慢慢睡到床上。我们马上帮你检查身体，你要吐的话，头偏向一侧，不要咽下去，感到有什么不舒服马上呼叫我们。来看看呼叫铃，就是这个，摁下红色的按钮我们就会过来。阿姨，我们来帮你把衣服、盆啊放在柜子里，你自己当心点，旁边坐一会儿……"老奶奶边抽泣边点头，结结巴巴地和主治医师描述她儿子最近的身体情况和既往病史。通过细致检查，发现她儿子罹患中晚期胃癌。考虑到他还年轻，医患双方达成共识，尽快开刀抢救，让他的生命延续下去。

术后从手术室回来，护士为小伙子安置好体位，指导他和妈妈做好引流管的护理并进行术后宣教：“你的身上插着深静脉导管、胃管、引流管，这些都是帮助你治疗恢复的管子，不能去拔。管子里的脏水，我们会常来观察并倒掉。家属只要看好管子不要打折、牵拉，引流球不能滑落到床铺下。我们知道放置管子会有些不舒服，但请你们配合，我们一起努力争取早日拔管，好吗？”他和妈妈使劲地点头。考虑到他既往有狂躁症病史，担心他会不受控制地去拔管子，为此只要谁轮到做他的床位护士，就鼓励他积极治疗，有不舒服及时告诉我们，从早间的晨护帮他梳理管路、整理床铺，到为他挂盐水、换药，我们无不细心地呵护他。好在他很配合，渐渐从开始的沉默寡言到后来能记得每个医生、护士的名字，还有我们谁休息谁又值班了，有时还和我们开开玩笑，护患关系很是融洽。

因术后很长一段时间不能进食，他期盼有一天能离开这一米多宽的床铺，离开这里的病房，感受外面的世界。他祈求能吃到他最爱吃的排骨、牛肉。日子一天天地过去，他的病情越来越恶化，他能拔掉胃管吃饭几乎是不可能的事了。他妈妈常在背地里抹眼泪，虽然她没什么文化，却一人挑起照顾家庭的重担，医院家里两头跑。她告诉我们，家里的老伴、大儿子也有精神疾病，她只希望她儿子能少点、再少点病痛，尽管他不能进食，但还会每天做他爱吃的菜，让他在嘴里嚼嚼过过瘾。

每每看到这样的场景，一阵酸楚涌上了心头，总想着能否为他做些什么。看着他日渐见长的头发，我们的裴护士决定帮他剃头发，她拿了洗头盆、剃刀、毛巾，调好水温，将干毛巾围在他的脖子上，然后用水慢慢地将头发湿润，抹上洗发水，轻轻地抹匀，再用水把泡沫洗掉，然后拿起剃刀，一点点地将头发剃下……从洗、剃到吹干，忙活了好一阵。一番打理后，小伙子看起来精神多了。那个下午，他度过了生病以来最舒服的午后时光。

一个阳光灿烂的上午，他咽下了最后一口气，离开了他妈妈和这个世界。他妈妈一边哭泣，一边向我们道谢，感谢我们在他生命的最后阶段所给予的关心和照料。她哭着，送别的护士也流着泪，看着老人渐渐远去的背影，我们似乎还能听到老人家的隐隐哭声。生命转瞬即逝，黑夜从天而降，就像诗人海涅说的那样“死亡是凉爽的夜晚，生活是痛苦的白天”，对于生命，死亡是平等的。

我常在想，假如我是病人，我何尝不想及时有效地挂号、看诊，何尝不想窗口服务热情有礼、准确快捷，何尝不想我的医生能耐心倾听我的询问，在我把生命交托给医院的那一刻，设身处地为我考虑，我的病情，我的经济能力，我的心理承受能力，希望我能早日摆脱疾病的折磨，坐上特快专列回家，不会忘记这里的一个个可爱的医护人员，日夜辛劳地驻守在临床上……

当然，我们也明白有些来到医院的病人，因为自身疾病，加上家庭及经济压力，不同程度地出现焦虑抑郁、紧张愤怒。我们与病人接触得最多，容易成为医患关系的焦点，因此我们应该积极和患者建立起有效的沟通，帮助他们改善负面情绪，配合治疗。在战胜疾病的过程中，愿你我都有触动心灵的一瞬间，伴随着治疗工作的进一步开展，将这温暖的一瞬间变成你我心里的永恒，化成一句句体贴细语，温润每一个患者的心灵。

（十七病区　蔡晓菲）

借力打力，还真管用

当今社会的医患矛盾愈演愈烈，想要缓和紧张的医患关系，除了要有精良的医疗设备以及过硬的医疗技术外，护患沟通也是重中之重。

在整体护理工作中，我们总是想方设法为病人解忧排难，在与患者主动沟通中，不妨抓住病人的软肋和弱点，以便取得他们的理解与配合，达到早日康复的目的。

我们科曾经收治了一位血压高达 220/160 mmHg 的中老年大叔，入院后我们护理人员立即帮他进行输液和口服药物控制血压。然而，出乎意料的是，患者竟然表示不接受治疗，理由是药太贵，他心疼钱，他一分钱都不想花。

他的家属也告诉我们，他平时是出了名的“铁公鸡”，一毛不拔，是个要钱不要命的主。这下可麻烦大了，我只能试着想办法让他接受治疗了。

我主动与他聊天，笑问：“师傅，您今年多大了？”

大叔得意地答道：“59 岁了。”

我说：“那快退休了吧，退休金一个月拿多少钱啊？”

大叔嘴角露出了一丝笑意：“四五千块钱吧。”

我惊喜道："那不少哦，吃吃喝喝还有结余哦。"

大叔咧开嘴笑得很开心："总算能够享受生活了。"

我不失时机地说道："师傅，我跟您算个账啊，您退休后每年至少能拿五六万块钱退休金，我算您活到 80 岁，也能拿到一百万了吧。"

大叔马上接过我的话，赞同道："对啊！"

我趁机引导他："那好，如果您现在不吃药，您的脑血管随时都会爆炸，能不能救回来还不好说，如果救不回来，那您这一百多万不就打水漂了，您说是不是？"

大叔脸上的笑容瞬间凝固了。

我立即趁热打铁，说："这笔账，您自己算得清楚吧，您在我们这儿住院，去掉医保，也就小几千块钱。如果您不吃药治疗，损失的可就是一百多万，还没有算上万一以后涨工资呢，或者活到 100 岁，就不是一百万的事情了，您说对不对？"

随后的几天，大叔积极接受了治疗，后来顺利地康复出院了，而且在这几年里他都坚持定期随访，长期吃药。

现在想想，我的这招"借力打力"，还真管用啊。你不是喜欢钱吗？那我就跟你谈钱，哈哈！护患沟通也要讲究方式方法，学会随机应变，这样的沟通可以达到事半功倍的效果！

（十八病区　任晓红）

我们齐出动，只为那丢失的六百元

三月的清晨，春暖花开。晨起的病人和家属三三两两聚集在病房的走廊里闲聊，刚刚上班的护士们穿梭在病房里，开始了一天的忙碌。

护士长照例进行病房巡视，她注意到 13 床的顾老伯并没有和往常一样与其他病人聊天说笑，而是呆呆地坐在那里，一副沮丧的样子。陪伴他的老伴在一边偷偷地抹眼泪。

护士长走近床前，关切地问道："顾老伯，是有什么不舒服吗？还是昨晚上没有睡好？"

只见顾老伯还未开口，眼泪却不由自主地流下来。原来，办理住院手续后，老夫妻俩留了六百元钱作为住院期间的生活费，为防弄丢，天天把钱放在贴身穿的病员服的口袋里，不料昨晚更换病员服时忘了把钱拿出来。现在听说衣服已经被送去清洗了，钱肯定找不回来了。

人常说"福无双至，祸不单行"。六百元，钱并不多，然而对于罹患癌症的顾老伯来说，钱是用来救治生命的。平时老夫妻俩省吃俭用，如今身患绝症，又逢丢钱，顾老伯被压垮了，心生绝望，产生了放弃治疗的念头，正要老伴收拾东西准备出院呢。

看着沮丧的顾老伯和流泪的老伴，护士长知道，必须想办法把钱找回来。这已经不是丢钱的小事，而是顾老伯失去了对生活信心的大问题了。

护士长赶紧安慰顾老伯，对他说："您不要着急，我来想办法帮您去找找看。"

护士长回到办公室和大家说起这件事。大家都为顾老伯着急，都说应该一起到洗衣房去寻找。

护士长立即联系洗衣房，得知收集的脏衣服已经打包了，正准备外送去洗涤公司，赶紧带领科室姐妹一起冲向洗衣房。

大家都心知肚明，医院里换下来的被服和病员服有多脏，什么屎、尿、血迹和各种分泌物都有……那味道，相信你可能也会把隔夜饭都呕出来。而且全院的被服、病员服集中在一起，足足有半卡车之多。即便这样，我们还是戴着口罩，戴着手套，一件一件地掏……就在我们快要被熏得受不了的时候，终于摸到一件衣服口袋有点鼓鼓囊囊的。当六张红艳艳的人民币被掏出来时，所有人都发出了欢呼声。

我们带着失而复得的钱回到病房，病房里的其他病人和家属一起为顾老伯感到开心。顾老伯看着放在他面前的钱，怎么也不敢相信，他喃喃地说："不会是你们拿自己的钱哄我开心吧？我可不能要你们的钱呀！"

护士长笑着告诉他："顾老伯，这是我们去洗衣房在您的病员服的上衣笔袋里找回来的。"

"对、对、对，我是把钱放在上面的笔袋里的，真的太感谢你们了！”笑容从顾老伯的嘴角一点点漾开来，就像三月的阳光洋溢在脸上，那么温暖，那么振奋。这种从心底漫出来的温暖也振奋了我们每个人的心。

从此，顾老伯对所有的治疗都是前所未有的积极配合。不光他和他老伴看到我们每个人总是微笑着高声打招呼、问好，连带着他同病室的病友也对我们非常亲切、友好。

后来，顾老伯的儿子在感谢信中说：钱虽不多，但你们为病人排忧解难的品质是难能可贵的，对患者、对家属都是最大的安慰，也深深感动了我们病人和家属。

是啊，美丽的护士就像三月的阳光，日夜穿梭在病房里，把温暖和关爱洒向与病魔作斗争的病人，给他们希望，给他们勇气，更给他们生命的力量。

（十八病区　许建新）

这一份惊喜，让我们感受到了做护士的幸福

粉红的蔷薇在千年古城的老墙上盛开的时候，古老的姑苏城迎来了芳香四溢的初夏。

在这美好的季节，我们迎来了第一百零七个“5·12”国际护士节，这也是我从进入护校以来历经的第二十八个护士节。二十多年来，医院同事、同学和家人会在这一天来庆贺我们的节日。很多时候，社会上的人们很少关注到这个节日，也很少有人关注在病房里辛勤工作的护士们。

然而，今年的“5·12”国际护士节，有这样一盒蛋糕，感动了科室所有的姐妹。

那天，快递小哥提着一盒鲜美的蛋糕来到18病区护士站，说是送给护士们的。当班护士小宋接过蛋糕，她愣了一下，发现快递小哥已匆匆走了，却忘了问他是谁让送的，送给谁的。

当班的姐妹们都围拢过来，翻找是否留有线索。她们在蛋糕盒子中的一张小卡片上发现了这样一段话：“美丽的白衣天使，你们是健康的化身，你们是生命的守护者，祝你们节日快乐！”落款是“一位曾经因脑梗死住院的病人”。

姐妹们沸腾了，大家立马掏出手机，拍下照片，发给不在当

班的其他姐妹。

工作二十多年的任老师说："我好意外，好感动，今天我享受到了我的职业给我带来的幸福感。"

工作十多年的小宋说："付出了，总会有回报的，感谢这位病人，感谢所有的姐妹们，节日快乐！"

工作五年的小吕说："好感动！有人关注到我们的付出，关注到我们的节日，这是我们努力工作的动力，我会更加用心地护理病人，力求做到精益求精。"

刚刚工作的娜娜腼腆地笑着："人间自有真情在，付出会有回报的，我坚信这一条。"

实习生小陈说："病人能在这个节日送来贺礼，肯定是老师们在他住院期间，给了他非常好的照顾。我们即将踏上临床工作岗位，正忐忑如何处理护患关系。感谢老师们给我们上了生动的一课，让我们知道，真诚的付出会带来良好的医患关系、护患关系。"

护士长也感慨地说道："科室同事收到这个蛋糕的时候，我正和其他两位同事去病人家里做回访、健教。看到科室同事发给我的蛋糕及留言的照片，我非常激动。这个蛋糕并没有多少钱，如今的人们不会稀罕。可是，为什么科室的姐妹们会这么感动，这么开心？因为它是一份惊喜，它让我们感受到了作为护士的幸福。"

投我以木桃，报之以琼瑶。匪报也，永以为好也！

是的，在蔷薇盛开的五月，这份节日的贺礼，把鲜花盛开在我们每个人的心田。这是我们夜以继日守护生命的原动力。

鲜花盛开在心田，花香从我们的笑脸上溢向四方，穿梭在病房里的脚步变得那么轻盈，那么欢快。

（十八病区　许建新）

依稀记得那天他很开心，一直面带笑容

那是四月初，天气不冷不热，恰恰好。我刚开始上肿瘤科的床位班，加床来了一位男性患者，那患者瘦瘦小小，但精神状态还算好。我给他做了简单的评估，他叫章大海，60来岁，是一位胆囊癌患者，这次住院是来化疗的。

之后，他就坐在走廊的加床上，等待治疗。医生来了，他也很配合，时不时还会询问一番。从他的举止姿态，我看得出这位老先生面对疾病并没有退缩、颓废，反而是很积极、很乐观的，我的心里感到欣慰和高兴，老人家豁达积极的生活态度也感染了我。

过了两天，他就搬到病房里去了，我也一直在负责他的治疗，基本上都是他一个人在医院里，问他为什么家里人没来，他很坚决地说："我一个人没问题的，自己都来好几次了。"老爷子性格蛮好，偶尔还会开一两句玩笑话活跃气氛。

可是入院检查之后，结果不是很理想，肿瘤在发展，身体状况使得化疗不能按期进行，只能先予保肝对症治疗。可惜，几天治疗下来并没有效果，我们看到老先生的皮肤、黏膜，黄染在进一步加重。

依稀记得那天他很开心，一直面带笑容，我问他有什么开心

的事情，他兴奋地告诉我，他要出院了，要去附一院那边插一根引流管。从他的语气神情里，我看到他对那根引流管的期望很高，似乎只要插了那根管子，他的病就会好，就能获得重生了。我被他感染了，也为他祈祷，希望他越来越好。

大概过了一个月左右，我去其他组病房换盐水，觉得盐水袋上的名字好熟悉，走到床边一看，我愣住了，这不是章大海吗？我有些不敢相信，躺在病床上的那个面黄肌瘦、完全没有生气的人，居然是他！他的肚子上插着一根长长的引流管，连接着装有墨绿色液体的袋子，那种视觉上的冲击和震撼，我想我再也不可能忘记！不敢想象，曾经是一个充满活力的老爷子……我很慌张，不知道说些什么，甚至不敢问“你叫什么名字？”我默默地为他换好盐水就走了，心里有些难受，更多的却是愧疚，因为带给老先生希望的“最后一片叶子”还是凋零了。

接下来的日子，我也经常关注着老先生的病情，可惜没有好消息。老先生的病情每况愈下，黄疸指数越来越高，消化道反应也越来越重，不时出现恶心呕吐，一天下来基本上不能进食多少东西。

我们除了安慰、鼓励老先生，就是经常询问他有无不适或是否需要帮忙。老先生基本没有提什么要求。我们和他老伴沟通，让家里人多来陪陪他，因为他的日子不多了。

本地的习俗，人最好死在自己家里。老先生家刚拆迁，还没有拿到新房子，家属决定让其死后再回家。几次进病房都看到老先生躺在床上，两眼默默地望着窗外，不知道他是否在想自己的新家。

五月二十二日，老先生“回家”了。

希望老先生一路走好，希望他在“新家”没有疾病和痛苦。

（十八病区　蔡娜）

平凡的感动

那是一个初春的早晨，那个入住肿瘤科已经很久的肝癌晚期的阿姨，癌细胞已经全身扩散，被病魔折磨的身体也消瘦得厉害。

让人意外的是，她神志很清楚，大汗淋漓，用力地握着一支圆珠笔，使劲攥着努力地写道：“求求你，快去找医生，救救我，肚子胀，痛得受不了了！”

其实，我们这里的每一个医护人员都知道，像她这种晚期肿瘤患者，已经没有任何希望了，因为能用的医疗手段都已经用了，有疗效的药物也都吃了个遍。

她躺在床上，不断地祈求，不断地渴望那渺茫而又不可捉摸的希望，然而更多的是失望。就算是想多见一点阳光，呼吸一下室外的空气，于她而言那也是多么奢侈的愿望啊！

有时候，不小心撞见她的一个眼神，我会慌不择路地逃开，我害怕那种希望里带着绝望的眼神，太残忍，太痛苦！

我把阿姨的要求告诉了值班医生，出于一个医务工作者的责任心和同理心，予心电监护及吗啡片。止痛片或许能减少点痛苦，这只是她个人的想法。于我们而言，要努力去满足她不多的愿望。虽然我们心中明白，对症治疗已无实质性的效果，但只要能给她带来安慰，我们都会努力去做。

接好监护后，她突然用颤抖的双手，举起大拇指摆在我眼前，我看见她在微笑，很坚强的微笑。那一刻，我的心里感觉好酸好酸，酸到无以言表。我努力向她挤出一个微笑，并帮她把被子盖好，扭过头便赶紧离开了。

这件事情过去了许久，但那日发生的场景，阿姨那么强烈的求生欲望和感激的眼神，像电影一样时常一幕幕呈现在我的脑海里。我们只是安慰了您一下，您就这样从心底里感谢我们，我们真的要好好谢谢您。

也许我们的工作很辛苦，很繁重，但是病人一个小小的肯定的举动，已经足够温暖我们的心，消除我们所有的疲倦和委屈。在我们疲惫、厌倦或是委屈的时候，我们会想到，不是还有人因为我们的一点帮助而变得很欣慰，不是还有人看得到我们的认真和努力吗？所以，我们一定要继续、顽强地坚持下去！

有时候静下来想想，人类强大而又脆弱的生命，对于护士的我们来说，都有着千丝万缕的联系：当你降生到这个世界上时，第一个迎接你的是护士；当你病魔缠身的时候，为你解除痛苦的是护士；当你走完人生的历程，带着沉重告别的时候，送你归去的还是护士……

医院里的故事每天都在上演，悲欢离合，生老病死，而且故事没有结局，没有终章，人来人往，上演一场场时间与生命、生命与病痛之间的剧情，未必精彩，略显平淡，却是最真！

（十八病区　张凤凤）

感动只在一瞬间，它是何等伟大

在求医的人群中，不是每个人的状况都是十万火急。因此，每天在医院里上演的，并不都是与死神的殊死搏斗。大多数时候，医护人员的工作只是平淡而枯燥的重复。惊心动魄的抢救固然可敬可叹，但是，如果能将平凡的日常也变得精彩，能在细微之处彰显爱的力量，则更加令人动容。

2018年初春，一位来自苏州的70多岁的老婆婆不慎摔伤左腿，进而出现大小便失禁，疼痛评分6 ~ 8分，采用保守治疗，而后又并发肺部感染，收入我科进一步治疗。

这是一位脾气相当古怪的老婆婆，一点儿也不配合治疗，也不与人说话，好像就沉浸在自己的世界中。不管是她的女儿还是儿子或是其他人来看望她，她都不予理睬，也不吃不喝，仿佛在做着无声的反抗，好像在告诉大家自己现在躺在床上动弹不得，大小便也不能自理，就是一个累赘了，不想拖累大家，想要回家等死。

医生每天早上查房都会重点关注这位老婆婆，询问老婆婆有没有哪里不舒服，怎么不肯吃东西呢，同时苦口婆心地劝说："不吃东西，这身体怎么会好呢？"每次早上做治疗轮到这位老婆婆的时候，她也都十分抗拒，不愿意你去碰她。所以，我都会轻轻拿起老婆婆的手，尽量让自己所有的动作都变得更加轻柔。挂上水后，她的女儿都要抓着她的手，生怕她再拔针，轻声对她说："妈，你不要这样，人家那是在救你，不是在害你。你饿不饿啊？要不要吃点东西？不吃东西，喝水也可以啊！"但是，老婆婆都不会给出任何反应，似在（说要）抗争到底。

为了让老婆婆吃东西，她们把远在外地出差的孙子喊了回来。那天，天很阴沉，下着小雨，她孙子手捧一碗馄饨来到护士站询问老婆婆的病房，而后去了老婆婆跟前。孙子坐在老婆婆床边，对老婆婆说："奶奶，我回来看你了，买了你最爱吃的馄饨，你吃一点吧。我求求你了，好不好？"老婆婆仍是不为所动。医生又跑来建议插胃管，但他们家里人仍想要再考虑考虑。

算算日子，老婆婆已经有三天不吃不喝了，在医生的建议下，行了胃管置入术。置入两小时后，我第一次去给老婆婆打鼻饲，我看到她哭了，眼泪顺着脸颊滑落到枕头。我轻轻地问婆婆："奶奶，您怎么啦，怎么哭了？"婆婆动了动嘴，但由于几天没吃，没有什么力气，她的声音很低，说："我原本就想这么走了，去见我家老头子，但突然发现，我对这个世界还是舍不得。"我继续问道："奶奶，您之前是在担心治不好吗？还是怕费用高呢？"老婆婆说："都担心。"我告诉老婆婆，说："奶奶，现在医疗技术都这么发达了，况且，之前有位年龄比您大的老爷爷，病情还要重，但他积极配合治疗，最后都治好出院啦。至于费用，现在医保都可以报销的，您看您的家人们都这么关心您，孝顺您，您不要想这么多，应该要积极配合我们好好治疗，然后早日康复出院。”老婆婆点了点头。我想，老婆婆最终还是被她儿女的孝心以及我们医护人员的关心与帮助所感动了吧。

而后的几天，一切都变得好了起来，胃管拔了，老婆婆开始自己进食，也肯说话了，每次看到我去治疗，都会对我说：“妹妹，今天又是你啊，怎么好像一直都看到你的，你都不休息吗？做护士挺辛苦的啊，是不是很累啊？奶奶这里有香蕉，要不要吃啊？”每次我都笑笑，说：“奶奶，我看您越来越有精神啦，真好！”

是啊，真好！感动只在一瞬间，让人感动也只在每个人的一念间。感动是渺小的，但它无处不在，感动也是伟大的，它超越一切平凡！感动病人，就应该从小事做起，让感动化作力量，“医”路前行。

（十九病区　张静）

生如夏花，逝若秋叶

筠走得很安静，在黎明，天色刚亮的时候。

筠是那么美丽、阳光的一个女孩，像一朵夏日的荷花。然而，大学刚毕业的时候，她就被诊断出患了白血病。作为她的主治医师，我与她共同度过了九个月的时光。

虽然已经是很多年前的事情了，但我依然清晰地记得筠第一次来看门诊的情景，她那青春的容颜和自信坦然的笑容给我留下了深刻的印象。看过她在北京、上海几家大医院的就诊资料后，我无法相信生命对这位花季女孩来说竟已时日无多。

筠一定非常清楚自己的处境，然而，她脸上绽放的笑容，依然那么阳光，根本不像是一个患了绝症的人。

就这样，筠住了下来，开始了艰难的治疗历程。强烈的化疗反应，一次次抽取骨髓的折磨，打不完的点滴，吃不完的药，都无法夺去她对生命的热爱与渴望。

我忘不了筠一边打着点滴，一边靠在病床上欣赏邮票的场景。她是一位懂得生活的女孩，除读书之外，爱红装，爱时尚，还爱美丽的方寸邮花。她第一次注意到我看她赏邮的眼神时，便确信我和她一样是个爱邮之人。

从此，我们在医疗之外多了一个有关邮票的话题。当我把一枚精心准备的《荷花》邮票小型张作为礼物送给她的时候，她的眼中闪出了欣喜的光芒，美得一如荷花仙子。

我和[illegible]从集邮的缘起聊到集邮的魅力，从“黑便士”聊到“大龙”，从“传统”聊到“专题”……筠对集邮的了解很深，她说她在大学里读了一些集邮书，并由此爱上了绚丽多彩的方寸邮花。后来，我们聊到各自钟爱的集邮专题，发现都喜欢花卉邮票，心中更是欢喜不已。

忘不了那一刻，当最终检查报告证实所有的治疗将不再有效，筠青春的脸上露出了一丝凄凉与哀伤，这让我心痛。作为她的主治医生，面对她的无助，却一点办法也没有，我对自己的无能感到羞愧与不安。从那时起，我所能做的只有时常去看她，陪她欣赏新邮，聊聊邮坛趣闻，以此作为一种安慰。

忘不了筠离去的那个寒冬的黎明，她的脸色苍白得似窗外的雪。她像无风的荷塘里的一株莲花，安静地躺在病床上。她慢慢地翻开邮册，看了片刻后，把它交给了我。我看到翻开的贴片上，是一枚《荷花》邮票小型张。

守在筠的身边，轻握下她的手，我一遍遍在她耳边轻声细语：“筠，你一夜未睡，好好合会儿眼吧。你闭上眼睛，美丽的荷花就会开放在你的身边。”

筠微笑着，慢慢合上了满含留恋的双眸，呼吸渐弱、渐弱……

生命如此美丽，却又如此脆弱。一向特别坚强的我，终于控制不住自己的泪滴，任其在脸上流淌。花无长艳，人生苦短，人和花一样，都灿烂着一个最美的时刻。筠灿烂地来，又灿烂地去，她灿烂的人生虽然短暂，却被《荷花》邮票定格成了永恒。

而今，每当打开邮册，翻到《荷花》贴片，我眼前就会出现筠离去的情景，宛如一片从树上飘落的秋叶，无声无息地投入了大地的怀抱。

“生如夏花般绚烂，逝若秋叶样静美。” 我轻声念着筠亲笔题写在贴片上的泰戈尔的诗句，心中期盼着现代医学能够尽早取得突破，使筠这样年轻的生命，不再因为恶性疾病的侵袭而戛然而止。

（院部　王平）

折翼的姑娘，善良的天使

1

二〇一八年七月十三日，下午一点三十分，晴，高温橙色警报第五天。

医务科内静悄悄的，大家都不想说话。

“滴铃铃铃……滴铃铃铃……”急促的电话铃声响了起来。

我瞅了一下电话，“8099，急诊抢救室”，本能地一把抓过电话:“你好，我是医务科，有什么情况吗？”

电话那边传来了护士长熟悉的声音：“医务科，这里是急诊抢救室，我们刚刚收到一名三无人员……”

听到是汇报“三无”人员，我紧张的心情放松了，立即打断了汇报：“首先报警，让派出所协助联系家属，治疗上先开通绿色通道，我们每月都会接收三无人员，怎么这也不会处理了？”

“我们已经报警了，警官已经在场了，不过这次情况有些特殊，你能下来看一下吗？”

我匆匆赶往急诊抢救室，在抢救室门口碰到了我院的常驻民警王警官——一位憨厚淳朴、尽职尽责的民警，他已经50多岁了，把医院当成了自己的家。

“陈科，我已经查清了患者的情况，她叫陈丽娟，女，35 岁，云南昭通雄县人，父母早亡，哥哥去年得癌症也亡故了，只有一位姐姐远嫁异地，无法联系。我现在就回所里联系当地派出所，看能否要到她姐姐的电话。”

“辛苦王警官了！”打完招呼，我径直进了抢救室。

抢救室内，主任、护士长还有接诊的医生和护士都在。我来到抢救床边，患者是位年轻妇女，瘦削的脸庞，五官端正，画着淡淡的眉线，紧闭着双眼。她修长的身形，没有一件饰品，手指甲、脚指甲都涂了淡淡的指甲油，脚踝上还有两朵精致的梅花文身。

好奇怪，这个年龄怎么会弄得身无分文?

护士长在边上汇报：“这名患者是半小时前由 120 救护车送到我院的，意识不清，胡言乱语，已行 CT、生化等检查，检查结果是严重的脑萎缩、酒精性肝硬化、脂肪肝、重度贫血、营养不良。”

我和急诊科主任、护士长商量后决定，暂时先把患者收住在急诊抢救室，由医院请一名陪护阿姨负责照护，治疗费用先记账，等王警官那边有消息了再商量下一步的方案。

晚上，接到了王警官的电话，说患者的姐姐联系到了，但她姐姐坚决不愿意来看望她，同时要求医院不要救她。

好无情的姐姐，根本不像亲人，好似仇人啊!

2

七月十四日，晴，高温橙色警报第六天。

一早，王警官就来了。一见面就叹气，诉说着患者姐姐的无情。据说患者姐姐嫁在浙江农村，生活条件不宽裕。王警官留下了她的电话号码。

处理完常规事务已经将近十一点，我拨通了患者姐姐的电话，电话那头传来了一位中年妇女沙哑的声音，询问我是谁，有什么事情。

我刚介绍完我是苏州市吴中人民医院医务科的，她就打断了我，反复说她和妹妹已经好多年不联系了，妹妹的事情她不想管，也管不了，还说她妹妹不是一个好人，让医院不要给她治疗，说完就挂断了电话。

好不容易找到的亲属，就是这个态度，太令人匪夷所思了。

下午三点左右，急诊科护士长突然打来电话：“陈科，陈丽娟的家属来了，还带来了好多吃的，你快来看看！”我直奔急诊抢救室，心里还在嘀咕，亲姐妹到底还是亲姐妹，嘴上虽然说狠话，心底里还是不放心。

来人是个50多岁的阿姨，白白胖胖，根本不像农村妇女。见面后她主动向我介绍，她是陈丽娟的房东，这个姑娘长期租住在她家里，很是乖巧，平时相处和睦。听阿姨介绍，陈丽娟平时没有固定工作，每晚都打扮得花枝招展，出入娱乐场所，依靠陪酒赚小费生活。以前生活条件较优越，随着年龄增长，加之长期大量饮酒，身体逐渐出现了病征，生活陷入了窘境。

我似乎明白她姐姐所说的“不是一个好人”，大概就是指她从事的职业吧。

3

七月十五日到七月二十日，患者病情相对稳定，但时常胡言乱语，手舞足蹈。由于无法进食，加之重度贫血、严重营养不良，给予心电监护、补液补钾、甚至补充人血白蛋白等治疗。房东阿姨隔三岔五还会送些生活物品过来，渐渐地，陈丽娟也淡出了我的视野。

七月二十一日下午三点左右，急诊科护士长又打来电话："陈科，陈丽娟的家属来了，你快来一趟吧！"

"估计这次来的是她的小姐妹吧，她的姐姐是不会来的。"我没好气地答道。

"这次是真的，来了好多人，都说是她亲戚，你快来看看！"

我三步并作两步，匆匆来到急诊科。果然，抢救室门口男男女女，有十多位，都是20来岁的年轻人。护士长向他们介绍了我后，他们把我围成一团，迫切要求进去探望患者。

我拉了一位看上去较年长的姑娘到边上，轻声问道："你们和陈丽娟是什么关系？怎么知道她住在我院的？"

姑娘答道："她是我们的陈姐姐，我们都是一个村上的，好不容易才联系到她租住的房东，她现在还好吗？"脸上写满了急切和担忧。

我简单介绍了探视的规定，带着这群年轻人来到陈丽娟的床边。

看到病床上的患者，他们呼啦一下，围在周边，我都挤不进去了。

“陈姐……”

“姐姐……”

一时间，呼叫声、抽泣声充斥在一起。我一个劲儿提醒他们不要影响其他患者，他们才逐渐平静了下来。

很是神奇，听到熟悉的口音，患者神智清晰了不少，睁开双眼，我第一次看到了她的目光，水汪汪的大眼睛，明显有了光泽。她慢慢地抬起无力的双手，尽力想搂住这些年轻人，而这些年轻人则三三两两跪在床旁，匍匐在她的手边、脚边。

果然都是亲人、熟人，我松了一口气。

之前和我交流的姑娘问了病情和照护的事项后，再三感谢医院，这下我可以放心地下班了，我想着。

接下来的几天，他们交上了医院的治疗费、医院请的护工费、采购了生活用品，白天和晚上都排班照护着。

看着他们忙碌的身影，我心里纳闷了，这些老乡怎么比她姐姐还亲呢？他们看她的眼神仿佛是看着自己的妈妈，每天照护擦身就好似自己的婴儿一般。

一星期过去了，陈丽娟恢复得很快，虽然她神智仍然时而清醒时而模糊，手脚仍然无法正常活动，但生命体征越来越平稳了，监护也撤离了。

七月三十日早上，我刚到科室，陈丽娟的几个老乡已经在等我了。我向他们介绍着病情：“患者长期大量饮酒，对心、脑、肝等脏器造成了永久的损伤，现在患者脑萎缩导致共济失调，无法站立行走，重度肝硬化、脂肪肝也无法恢复了，只能长期依靠药物治疗。”

他们耐心地听着，眼圈分明都红了。我忍不住疑虑，问道：“陈丽娟和你们到底是什么关系？”

“我们以前住在一个村里，我们村属于边远山区，经济条件非常差，10 多岁时父母都无力供我们上学。那时候听说姐姐在苏州打工，每年回家过年，是姐姐支付我们的学费。初中、高中毕业后，又是姐姐接济我们，供我们这些人念完了职中或大学。最近几年，我们一直在找她，但始终联系不上，还好我们有人还有她租住地的电话。”

“医生，如果姐姐可以出院，我们打算带她回我们家了。”

“患者病情是稳定的，按照现在的情况，可以出院了，但患者可能永远无法正常行走，需要有人长期服侍。”我担心他们听说需要长期服侍，又把她扔在医院了。

“医生，谢谢你们这些天的照顾，虽然她不是我们的亲姐姐，但我们都认她。她的脚不能行走，我们就是她的双脚；她的手不能运动，我们就是她的双手；她的眼睛无法看清，我们就是她的双眼。”

记不得几天后，陈丽娟在她老乡们的前拥后簇下，坐着轮椅离开了医院。离开时，我也去急诊科送她了，我看到她瘦削的脸上露出了微笑，就像天真无邪的儿童一样。

从此以后，我院再收到“三无”人员，我总能想起陈丽娟，我总要下去看一看。

人的外貌，有美有丑；人的学识，有多有少；人的地位，有尊有卑；人的一生，有长有短。其实这些都算不上什么，唯有心灵的善良才是最主要的，就像陈丽娟——一位善良的天使。

（医务科　陈星）

真诚沟通，“医”心为你

西方医学之父希波克拉底说过：“医生有三大法宝——语言、药物、手术刀。”我国著名健康教育专家洪昭光教授，针对希波克拉底的这段话，做过这样的诠释，他说：“语言是三者中最为重要的，医生一句鼓励的话，可以使病人转忧为喜，精神倍增，病情立见起色；一句泄气的话，也能让病人忧郁焦虑，卧床不起，甚至不治身亡。”对此，我也颇有同感。

记得那是一个风雨交加的夏夜，我和往常一样做着行政总值班的工作，突然接到了急诊科打来的求助电话，说急诊科发生了一些状况，希望我能立即到现场去帮忙协调处理一下。

放下电话，我立刻前往急诊科，详细一了解，原来是一名 2 岁左右的患儿，因为大风把家里卧室的门给带上了，孩子的右手食指和中指被带上的门给夹断了。患儿家属抱着满手是血的孩子，大声指责急诊科医生不立刻给孩子做手术，说这样会耽误孩子的手指恢复。

家属粗暴地叫停了急诊科两名医生的工作，孩子的父亲怒火中烧，抱着手上包裹着纱布的孩子，坐在医生的办公桌上，不让外面的任何病人进诊室，正常的工作秩序就这样被打乱了。

原来孩子在出事之前的半小时刚喝了牛奶，按照规定，手术前六个小时病人是禁食禁饮的，所以孩子的手术被安排在五个小时之后，目前只能静静地等待。可问题是，患儿家属不干了，患儿父亲查阅了网上的相关资料，认为孩子的手指应该尽早接上，只有这样手指存活的机会才能增加。一边是耐心地给家属讲解医学知识的急诊科医生，一边是焦急烦躁根本无法听进去任何解释的患儿家属。我一到急诊科，患儿家属立刻像见到了救星一般，把我团团围住，要我给他们做主，立刻通知手术室安排手术。

我在了解了相关的情况之后，俯下身抱起还在哭闹的小宝贝，柔声对他说："小宝贝啊，阿姨知道你的手指被门夹到了，很痛，是吧，但是阿姨知道你是一个非常勇敢的小朋友，阿姨最喜欢勇敢的小朋友了。阿姨的口袋里有非常好玩的礼物，但是阿姨的礼物只送给勇敢的、不哭的小朋友。"

刚才还哭个不停的孩子，一听说有好玩的礼物，小脑筋马上就动到了那个礼物上去了。他停止了哭泣，急切地问我："阿姨，你快告诉我，是什么礼物？"

其实，也不是什么特别的礼物，是我答应了女儿要买的溜溜球。结果，我一拿出溜溜球，小家伙立刻把溜溜球抢到了手里，挣脱了我的怀抱，在地上高兴地玩起了溜溜球，早已忘了刚刚遭遇的重创。孩子的父母见孩子能下地愉快玩耍，心情也似乎轻松了几分。

这个时候，我把孩子的父母领到急诊室门外，耐心地告诉他们，其实不是我们的医生不给孩子做手术，更不是不管孩子，而是为了避免术中实施麻醉后，因为没有做到禁食禁饮而导致食物和液体返流到孩子的口腔，流入气管，造成肺部感染，甚至堵塞气管造成窒息等一系列可怕的意外发生。目前，急诊医生已经给孩子做了清创止血包扎术，等到禁食时间一到，立刻实施手术，不会耽误孩子的。

我还告诉患儿父母，我女儿小的时候也受过伤，当时我也急得糊涂了，恨不得医生放下手上所有的活来救我女儿，这是人之常情。所以刚才他们的行为，我是完全理解的，因为天下父母都这样。

我的话一下子把患儿父亲给逗乐了，他已经没有了刚来时的狂躁和焦虑，变得冷静而理智了。他告诉我说他是第一次当父亲，容不得孩子受到一点点伤害，真是可怜了这个七尺男儿，说出了貌似有点“不争气”的话语。

此刻，患儿正手指裹着纱布在调皮地玩溜溜球呢，母亲在一旁看着，脸上的神情缓和多了，患儿父母刚才和急诊科医生所有的不愉快似乎都已经化为了乌有，一场发生在急诊科的暴风骤雨，在我的一俯身、一番设身处地的言语中化为了晴天。走廊上传来的是患儿清脆的笑声，急诊科的工作也恢复了往常的忙碌，变得有序了。

急诊科的调解工作告一段落后，我调头望向窗外，原来雨早已停了，风也变小了，想来明天又该是一个艳阳天吧……

（护理部　杨美华）

告知坏消息，藏着医生的爱

这是我在多年前管过的一个病人——一位80岁高龄的老太太，得了肺泡细胞癌。老太太衣着整洁，举止优雅，思维敏捷，行动也似年轻人。可以说，整体情况很好，这次是因为“反复咳嗽一月余”入院的。

无论是从专业角度，还是单纯从一个旁观者来看，肺泡细胞癌和这个病人都令我此生难忘。

诊断明确后，首先是告知病人的家属，一位精干的儿子和一位面容和善的女儿。女儿立刻崩溃，泪水滚滚，话都说不出来；儿子则相反，非常镇定地问我：“我妈还能治吗？还能活多久？”

我的关于治疗和预后的话估计没能让他听进多少，因为他很快就问我：“什么叫治疗效果好的话可能多活一两年？我妈都80的人了，本身也不指望能再活十年八年。算了，我们不治了。”转身就离开了医生办公室。

谈话，就这样在儿子粗声大气的呵斥和女儿的啜泣声中结束了。而后，我汇报科主任，在主任的反复沟通中，儿子再也没在我这个床位医生面前出现过。

然后，不记得有多少次，在姑息治疗的过程中，老太太反复问我：“李医生，我这个肺炎好起来挺慢哦，是不是需要调整方案啊？麻烦你帮我问问主任好吗？”她甚至委婉地提醒我，是不是叫大医院的医生来会个诊。

我知道，老太太是一位非常乐观积极的人，精神矍铄，收拾得仪表得体，举止有礼。她不像是一个对人生绝望、不想努力对抗病魔的人，放弃治疗绝对不会是她的想法。

而且，据我所知，老太太退休工资一个月三千多元，并且有基本医疗保险，可以说哪怕没有儿女资助，做积极治疗，经济上也不会有大问题。

事实面前，我只能安慰她：“阿婆，肺炎分好多种，你这种属于比较难治的，年纪大嘛，恢复也会慢一点，你多一点耐心哦，我们会多观察，根据检查结果调整治疗方案的。”

我也多次问主任，是不是要跟家属再沟通沟通。这个病人不知道情况，她应该是想治疗的。主任也很无奈：“上次谈过后，我已经打过好几次电话了，家属还是那个态度，不愿意治疗了，关照让老太太舒服一点就行……”

我心里很不是滋味，唉，家属怎么能这样，打着保护患者的借口，根本无视患者利益。难道，一定要让患者永远蒙在鼓里吗？我们只能通过说服家属来达到告知患者坏消息吗？帮着患者家属隐瞒病情，真的让人心里不安，要时刻面对良心的谴责……可是，如果告知患者，又会怎样呢？

这件事让我想起我住院医师规培轮转期间碰到过的另一个病例。一个胃癌患者，得知自己得了癌症，当夜就在医院病房大楼跳楼自杀。当然，这个诊断是家属告知病人的，病人自杀身亡，病人家属没有闹。现在想想，非常后怕，运气真是蛮好，要是医生告知，家属闹起来，真不知道该怎样收场。

我想，如果由于医生的告知导致病人崩溃自杀，面对家属、科室、医院的压力，医生所受的折磨，恐怕也不比受良知谴责来得轻松。但是，谁来保障患者最基本的知情权呢？当我们老了，当我们身临此境，谁来保障我们的权利呢？

如果是我自己，我希望医生直接告诉我这个坏消息，我自己来决定是不是要面对病魔，是不是在最后阶段做自己一生想做却尚未来得及做的事：或是享受天伦，在最后一刻偎依在家人身边，走完最后一程；抑或享受自己一个人的安静，悄悄躲开，自己面对死亡。

我不知道自己会选择哪一种离开的方式，但可以肯定的是，我绝对不要心存疑惑或者一无所知，突然一夜间死神降临，留下无法弥补的悔恨……罹患癌症自然是不幸的，但是相比意外离去，癌症让我们能有机会安排人生倒计时的那段时间该如何度过，这个机会不应该被剥夺！

告知坏消息，藏着行业的文明，也藏着医生的爱。让我们共同守护这片爱的天空吧！

（科教科　李群）

每一个红包背后，都有一颗需要抚慰的心灵

作为医院行政部门的一名职工，我平时很少有机会接触到病人，偶尔能与病人见面的机会，大概就是退病人红包的时候。党办有一本特殊的记账本，上面记录着许多退还患者红包的记录。每次退红包，都是一次与病人家属的深入沟通。每个红包的背后，都有一个病人的求医故事和一颗需要抚慰的心灵。

有一天上班时，普外科姚医生来到党办退了一个红包，说这是病人送给主刀医生的，主刀医生是吴院长，因为实在推不掉，希望我们党办出面去退给病人。

红包用一张很普通的红纸包着，我猜想这肯定是一位老人家送的，拆开来里面叠得整整齐齐的两千元钱。我把红包装在信封里，来到病房，果真是一位70多岁的老大爷，姓陈，正躺在床上打着点滴，神情似乎有点落寞。边上，坐着一个老大妈陪伴着，应该是他的爱人。看到我来到床边，老大妈大概以为我是新来的医生，赶忙问道："医生，有什么事吗？"我向她介绍了自己，并请她到病房外有事详谈。

到了走廊尽头的楼梯间，我向老大妈表明了来意，告诉她我是来退红包的。老大妈再三推辞，激动地拉着我的手说："这是

我们的一点心意，希望你们能收下啊，你替我给主刀医生吧。”我又耐心地和老大妈解释了一遍，告知她他们的心意医生已经领了，但是红包是真的不收的，这个红包的钱她可以给老伴买点营养品补补，祝愿他早日康复。

听到这儿，老大妈似乎眼里闪着泪光，她把头转了过去，说从来没有见过有我们医院的医生这么好的人，然后又拉起我的手开始和我讲述她的故事……

原来大妈姓李，今年刚过 60，未满 20 岁就听媒妁之言嫁给了陈老伯，没想到嫁过去之后才发现男方不但家境困难，公婆都身患疾病，无法劳作。身为大儿媳的她开始担负起全家的重担，忙里忙外，家里农田两头跑，还要照顾公婆和陈老伯的弟弟和妹妹。陈老伯常年在外打工，偶尔才寄回一些生活费，或许是觉得家里担子太重，久而久之，陈老伯连微薄的生活费都不寄回家了。

生完儿子后的大妈一个人赚钱养家供儿子读大学，还要照顾整个大家庭，她说那时的日子真的太苦了，很多时候她都觉得坚持不下去了。有一次她得了急性阑尾炎，医生说要马上做手术，大概要五百元手术费，可是日子过得有多拮据只有她自己知道，她摸着口袋里仅有的百来块钱，只好忍痛回家了。打电话给在外的陈老伯，陈老伯表示自己打工也收入微薄，没有余钱给她看病，她觉得那是人生最灰暗的时刻，连自己的老公都这样不管不顾自己的死活。没办法，她只能忍着疼痛自己去打短工，好不容易凑齐了五百元，再次前往医院就诊的时候已经阑尾穿孔了。大妈讲到这里，眼泪唰唰地流下来，面对这样一位经历坎坷的老人，我不知道该用什么语言去安慰她，只能紧握着她的手，抚慰她。

好在日子过得快，儿子很懂事，大学毕业后成家立业，现在儿子儿媳对她很孝顺，老伴随着年纪的增大也开始顾家了，没想到好日子过了没两年，陈老伯就查出了恶性肿瘤……好多地方都不肯收治，最后辗转至我们医院，正好吴院长接诊，不但收住院，还马上安排了手术。

大妈说，他们真的非常感激，所以包了一个红包想感谢医生，没想到医生不收红包，还把红包退还给他们，这个世上怎么还有这么好的医生，她活了一辈子，还没有遇到过良心这么好的人。她说，她只是想单纯地谢谢医生，知道老头子的病很严重，很想再过几年全家其乐融融的日子，这可是她盼了一辈子才等到的，哪怕希望很渺茫，她也会继续给他治疗的……说着说着，大妈已泣不成声，我只能不停地安慰她，给她纸巾擦拭眼泪，对她说，你一定要坚强，只有你坚强了，才能给予陈老伯信心，让他有勇气面对后续的治疗。

大妈擦干了眼泪，平复了一下自己的心情，再次道了谢，说一定会让老伴坚持到底，共同面对将来的生活。

（党办　黄丽燕）

缘分，竟是这么奇妙的东西

1

“您好，我是优步司机，请问您是手机尾号位为6758的徐女士吗？”

“您好，是我。”

“好的，女士，我的所在位置是××路××号，如果您定位准确的话，我现在距您××公里，大约会在十分钟内到达。”

“好的，我会提前到达指定位置等您来接我。”

“好的，再见！”

“再见！”

那是二〇一六年夏的某个工作日的清晨，也是我第一次使用Uber，在接到司机电话之前，我打开鞋柜，正在踌躇今天该穿哪一双鞋，奶白色的鱼嘴，裸粉色的小高跟，还是……在接听完司机的电话之后，我毫不犹豫地穿上了那一双色彩最为艳丽的湖蓝色细跟凉鞋，哼着小调儿，噔噔噔噔地下了楼。是的，优步司机客气礼貌的用语及富有亲和力的声音，让我的心情变得格外明朗。

七点二十分，我走到小区门口，看到路边已然停着一辆与

APP 上的描述完全一致的网约车。透过玻璃车窗，隐约看到驾驶位上，一个穿着橘黄色 T 恤的大男孩双手捧着书本，正在聚精会神地阅读。我轻轻打开车门的瞬间，他立即合上了手中的书本，微笑着对我说了声“你好”。我坐上副驾驶的位置，也笑着对他说了声“早上好”。在彼此确认过目的地和行驶路线后，我的第一次 Uber 行程开始了。

蓝天白云，晴空万里，金色的阳光透过车窗，洒在他年轻的脸庞上。我低头调整了一下安全带，恰好瞥见他先前阅读的那本书——《资治通鉴》。不过二十四五岁的样子，竟然在读古本史书，还是《资治通鉴》，我不禁产生了一丝好奇，毕竟现在愿意沉下心来阅读经典的年轻人为数不多了。

“你喜欢看书？”我试探性地轻声问道。

“喜欢史书，空的时候就翻几页看看。”他抿嘴笑笑，眼睛弯弯的。

“读史使人明智，可是你的工作，一直开车在路上，定下心来读书的时间不多吧？”我有点不解。

“我是兼职司机，做个早高峰，平时多利用碎片化的时间来学习，提高效率！”说罢，他又抿嘴一笑，露出一排洁白整齐的牙齿。

我很欣赏他利用碎片化时间去充实自己、不断学习新事物的做法。一路上，我们相谈甚欢。车子渐渐驶入吴中西路，即将到达终点。

“对了，你是在吴中人民医院上班吗？”他似乎想起了什么，忽然转变了话题。

“我是去医院探望朋友的。”因为初次乘车，一切都很陌生，所以当时的我不敢放下戒备，没有对他说实话。

“哦，是这样。那我相信，你的朋友在红十字医院，一定能早日康复！”他若有所思，继而笃定地点头说。

“谢谢你，我也是这么认为的……”我回报以微笑。

这回，还没等我说完，他就向我娓娓道来：“我的大伯很多年前在一次车床作业中弄伤了手指关节，工友立即把他送到了红十字医院，幸亏红十字医院急诊科医生果断的应急处理，才为他保住了指关节，才不至于残疾。”

“我大伯刚出事那会儿，鲜血直流，凌晨三点钟，一个大男人，急得坐在地上哇哇大哭，就怕手指头保不住了。你是不知道，他们全家老小就靠他这份工作来糊口，如果真的因此落下残疾，也许连饭碗都保不住了！”

刚刚还是一脸阳光的帅气小伙儿，讲着讲着忽然变得严肃认真起来了，“在他又急又怕以为手指头要保不住，索性一屁股坐在地上痛哭流涕的时候，急诊科医生并没有责备他，而是扶他坐起来，握住他的另一只手，鼓励他，宽慰他。我大伯没读过多少书，也说不上来人家是怎么操作的，就说是两个医生一起把他的手指头给治好了，还不厌其烦地教他换药用药，教他伤口恢复……对他来讲，这不仅仅是为他保住了饭碗，也等于是救了他们全家。”

“是啊，急诊科医生在面对突发状况时，需要迅速做出正确的判断，进行规范的操作，一刻都耽误不得！治病救人是医生的天职，不仅仅是急诊科医生，我相信吴中人民医院的每一位医护人员都是尽心尽责，一切以病人为中心的。”我认真而坚定地对他说，心想这个帅小伙竟然和我们医院还有如此渊源！

“可不是嘛，自从我大伯康复以后，我们家但凡谁有点小毛小病，还是大病需要动刀子的，都会第一时间到红十字医院来看。”他的眼神里充满了对我们医院的深深信赖。

“咦……对了！你怎么知道吴中人民医院也叫红十字医院呀？”我忽然反应过来他刚才口中所述的，一直是“红十字医院”这个称谓。

“哈哈，这可难不倒我，我常常帮家里的长辈在网上预约专家号，而且医院简介在官网上也描述得很清楚呢！我觉得，红十字医院这几个字，实至名归！人道、博爱、奉献！”

听他这么说，我忽然觉得特别激动。用于评价一个公立医院优劣与成败的指标有很多，而在我看来，百姓口碑中的好，才是最硬气的指标！那时那刻，我为自己身为一名吴医人而倍感骄傲。

车子渐渐驶入医院大门，而这一段行程也即将结束。在一个阳光灿烂的夏日清晨，遇见一个朝气蓬勃又热爱学习的年轻人，是一大乐事；而遇见这么一个素昧平生，对我所工作的地方——吴中人民医院，褒奖有加的患者家属，又是一大幸事。本以为我们的交集仅限于此，却没曾想到，缘分，竟是这么奇妙的东西！

2

“小朱呢，小朱这小子怎么还没来……”一个退休老干部模样的伯伯敲了敲桌子，急切地询问道。

“刘处长，小朱去拿笔记本电脑了，这个电脑接口不好，插不了优盘。”一个佩戴着工作证件、貌似小朱分管领导的人答道。

二〇一六年初秋的某一天下午，我作为市民代表，应邀参加苏州市交通局公交线路乘客委员会的座谈会，大概是因为我在公众平台上关于网约车的问卷调查上做了认真的评论，并上了精选的缘故。时钟敲过下午两点，预定的会议时间到了。

“小朱来了，小朱来了！”只见一个高瘦的身影从门前径直掠过，三步两步跨到台前。怎么这个小伙子看起来这么眼熟呢？棱角分明的侧脸，颀长的脖子，我正思忖着好像在哪儿见过似的，他忽然抬起头来，恰好四目相对。是他！竟然是他！那个优步司机，竟然是今天的主讲人！真没想到会有这么巧的事情。

小朱似乎也在同一时间认出了我，对我笑笑，就打开电脑，结合 PPT，对苏州古城区公共交通现状进行了分析，对未来的线路规划作了讲解。我这才知道这个乘客委员会是一个很重要的社会组织，在座的成员大部分都是交运部门退休的老干部，还有苏州市的人大代表和其他企事业单位的职工代表，他们为苏州市的公共交通事业排查问题、出谋划策。而这个小朱，正是乘客委员会的负责人，也是交通局客运管理处的新生力量。交通部门的工作非常烦琐，时不时会有红头文件压硬任务下来，小朱很敬业，业务能力也很强。

一天上午，我收到了小朱的微信。

小朱：“徐姐，你今天在医院不？我这几天陪大领导在南京出差，我奶奶昨晚打电话说身上皮肤痒，痒得睡不着觉，特别是背上。”

我：“在的，你让她今天过来找我吧，我带她到皮肤科去看。”

小朱：“好的，那就麻烦你了。”

中午十一点，我带老人来到皮肤科门诊，找陆主任为其诊治。

“啊呀，医生，我就是痒呀，痒得晚上睡觉都睡不着，手上痒，背上痒，”老人说着，一会儿抓抓这里，一会儿抓抓那里，“你看，脖子后面都被我抓破了，然后我就涂点花露水，好像不痒了，但隔了一会儿又痒了！”

老人絮絮叨叨的时候，陆主任一直都笑眯眯地耐心听着，并让老人伸出手来让他仔细查看。这是怎样的一双手啊，灰黑的手背上血管突起，长满斑点，手心里结着老茧，指缝之间也全是裂口……这是一双典型的勤劳的农妇的手！看到她的手，我不禁想起了凡·高的油画《耕地的农妇》，仿佛看到了烈日下、田地里，农妇弯着腰，在收割庄稼。

老人见陆主任在病历本上写起字来，似乎有些不安，“医生啊，我这病不严重吧，我回去还要干活呢。”陆主任轻声告诉老人，她得的这个病叫光敏性皮炎，应该避免日光，饮食忌辛辣，用温水洗澡，并且不能接触香皂、沐浴露等含有香料成分的日化用品。陆主任一边叮嘱，一边给老人开药。

“老妈妈，我给你开两种药，一种是洗的药水，一种是涂抹的药膏，你回去呢，一天两次，先洗后涂，明白不？连续三天用药以后，再开始一天一次，知道吧？记不住的话，回去再看看说明书哦！”陆主任依旧笑眯眯地对老人说。

“医生，我年纪大了，又不识字。”老人面露难色。

“没关系的，奶奶，我记住了，我回头告诉小朱怎么用药，让他再教你！”

“好好，好，谢谢妹妹啊。”老人应声谢我，而此时的陆主任，竟然拿出了一张白纸，把药盒的样子用简笔画的形式画了下来，并且告诉奶奶，方盒上标明了数字 1，是擦洗的，圆盒上标明了数字 2，是涂抹的。有了这枚“神器”，奶奶立刻明白了，眉头也立刻舒展开来。

谢过陆主任后，奶奶便拉着我乐呵呵地付费取药去了。“妹妹，这药要好几百吧。”奶奶把药塞到包里的时候问我。“奶奶，这些药总共六十七块钱。”我回答。“这么便宜？有效吗？”奶奶面露疑惑。“奶奶，您就用用看嘛，试试效果再说！”我拉着奶奶，目送她上了车。

一周后，小朱给我发微信，说她奶奶正在门诊大厅等我。我急忙下楼，以为奶奶的病情有反复。没想到奶奶一见我，就激动地伸出手来给我看。原来啊，她手上的红疹都已经没有了，身上也不痒了。

“妹妹，陆主任真是神医啊！我这几年请村里的赤脚医生看过几次，花了大价钱，也没有看好，这次没想到这么快就好转了。都说皮肤病是富贵病，大医院开药贵，可陆主任不但用很便宜的药治好了我的病，还耐心地画图教我用药，真是太谢谢你们啦！”

说罢，奶奶将身边的麻袋递给我，执意让我收下。她说本想让小朱送一面锦旗来，但终究是空空洞洞的东西，觉得不合适。因为乡下人讲究实在，这满满的一袋红薯和芋头是她亲手种的，对她来讲，这才是她拿得出手的心头之物！

看着她满是茧子的粗糙的双手和蓝布衣衫下瘦削的肩膀，难以想象在这酷暑难耐的三伏天里，她是怎么把这一麻袋重物搬上公交车，又搬下公交车，再背到医院里的。想到这里，我的眼睛好像有点湿了，不忍再推拒这一份浓浓的心意……

（人事科　徐琛）